A beleza da face

Copyright © 2023 por Thomas Benson

Todos os direitos desta publicação reservados à Maquinaria Sankto Editora e Distribuidora LTDA. Este livro segue o Novo Acordo Ortográfico de 1990.

É vedada a reprodução total ou parcial desta obra sem a prévia autorização, salvo como referência de pesquisa ou citação acompanhada da respectiva indicação. A violação dos direitos autorais é crime estabelecido na Lei n.9.610/98 e punido pelo artigo 194 do Código Penal.

Este texto é de responsabilidade das autoras e não reflete necessariamente a opinião da Maquinaria Sankto Editora e Distribuidora LTDA.

Diretor Executivo
Guther Faggion

Diretor de Operações
Jardel Nascimento

Diretor Financeiro
Nilson Roberto da Silva

Publisher
Renata Sturm

Edição
JS Editorial

Revisão
Francine Torres

Direção de Arte
Rafael Bersi, Matheus da Costa

Ilustração
Alf Simch

DADOS INTERNACIONAIS DE CATALOGAÇÃO NA PUBLICAÇÃO (CIP)
ANGÉLICA ILACQUA – CRB-8/7057

BENSON, Thomas
   A beleza da face : as informações essenciais que todo paciente deve saber para realçar os traços naturais e rejuvenescer com segurança Thomas Benson. São Paulo: Maquinaria Sankto Editora e Distribuidora LTDA, 2023.
   176 p.

   ISBN 978-65-88370-87-2

   1. Pele 2. Envelhecimento 3. Cirurgia estética
   I. Título
   23-0648   CDD 612.79

ÍNDICES PARA CATÁLOGO SISTEMÁTICO:
   1. Pele - Envelhecimento

---

maquinaria
EDITORIAL

Rua Pedro de Toledo, 129 - Sala 104 - Vila Clementino
São Paulo – SP, CEP: 04039-030
www.mqnr.com.br

Thomas Benson

A beleza da face

As informações essenciais que todo paciente deve saber para realçar os traços naturais e rejuvenescer com segurança

mqnr

Sumário

Introdução — 11

CAPÍTULO 1
Mais jovem, menos *fake* — 21

CAPÍTULO 2
O que é "envelhecer bem"? — 31

Anatomia da face — 33

O que acontece no envelhecimento facial — 42

O que é glicação? — 45

CAPÍTULO 3
Tradições ou modismos — 57

Riscos e benefícios dos procedimentos estéticos — 62

Preenchimento não permanente *versus* permanente — 66

CAPÍTULO 4

Cuidados com a pele   71

    Tipos de preenchedores   76

CAPÍTULO 5

A cirurgia plástica   95

    Facelift: suavizando as rugas   97

    Deep Plane   99

    Deep Neck   103

    Espelho ou calendário?   107

    Da consulta ao pós-cirúrgico   112

    Processo de cicatrização   116

CAPÍTULO 6

Como escolher um profissional?   119

    Tome notas   122

    Observe   125

    Precisamos falar da anestesia   128

CAPÍTULO 7

Procedimentos   135

    Lábios   136

    Pálpebra   139

    Rinoplastia   143

    Têmporas   149

    Orelha   150

    Lifting frontal   151

    Lipoenxertia facial   154

    Deep Plane   155

    O Deep Plane, *por Renata Marques Daminski*   161

Considerações finais   165

    Médico também precisa de cuidados, *por Dra. Maria Aparecida Serafino*   168

Apêndice   169

Quero dedicar este livro à minha esposa e às minhas duas filhas, por todo suporte que me dão na minha profissão. A profissão de cirurgião é uma vida dedicada ao trabalho e aos pacientes, uma vida na qual acordamos cedo e chegamos tarde em casa, sempre tentando dormir cedo para ter foco e total dedicação ao trabalho. E isso só é possível com o apoio e compreensão da família.

Introdução

Envelhecer é uma arte. Apesar de a maturidade nos trazer sabedoria e o tempo ser o senhor de tudo, as marcas deixadas pela idade são implacáveis. Quem mais sofre com as rugas são as mulheres. Não que os homens não as tenham, mas, diferentemente das mulheres, eles não se importam tanto com aquilo que fica registrado na pele e acabam até sendo vistos como "charmosos".

As mulheres – na maioria das vezes – entram em crise ao se depararem com o processo natural de envelhecimento. E, quando a idade chega, muitas delas, como a eterna Marilyn Monroe, costumam dizer que querem "envelhecer sem rugas".

Será que é possível envelhecer sem rugas? Ou as rugas são um sinal, uma parte do percurso?

Eliminá-las por completo é algo que o ser humano busca fazer há muito tempo, principalmente ao saber que a população mundial viverá cada vez mais. Com a expectativa de vida maior, as pessoas sentem que o rejuvenescimento precisa ser discutido não apenas na saúde, mas também na estética.

Como cirurgião-plástico, atuei ao redor do mundo com os mais renomados cirurgiões e posso afirmar com convicção: o processo de envelhecimento não precisa ser tão sofrido, nem dolorido, para quem está incomodado com o que o espelho escancara. Os procedimentos ajudam a envelhecer bem e, na maioria das vezes, a eliminar as queixas dos pacientes, podendo devolver a eles o conforto e a autoestima, além de trazer outros benefícios que acabam sendo observados assim que retomam suas atividades.

Hoje, existem dois públicos buscando e consumindo todos os tipos de procedimentos e cirurgias na face: aquele que não se aceita da forma que é e fica se comparando com as fotos que vê nas redes sociais; e aquele que aceita envelhecer, porém busca uma aparência mais jovial – esse é o público que eu busco ajudar.

Embora a febre seja "se tornar cada vez mais jovem a qualquer custo", nem sempre é uma boa escolha seguir aquilo que os modismos trazem como a solução perfeita. Cirurgias corrigem *quase* tudo.

Na era das redes sociais, em que as selfies imperam com rostos perfeitos, esculpidos pelos filtros, as pessoas se tornam obcecadas pela aparência. Ninguém sabe o que é real e o que não é, mas fica um desejo latente de querer um rosto bonito.

O rosto é a marca pessoal que fica em todos os lugares. A data de nascimento pode ser alterada no seu perfil, mas você está sempre em busca de um rejuvenescimento, de algo que não deixe seu rosto aparentar a sua idade real.

Além da busca pela autoestima, muitas mulheres me procuram para rejuvenescer quando sentem que, dentro de suas profissões, a aparência conta muito. Vejo mulheres e homens que profissionalmente ficam incomodadas ao entrarem em reunião de trabalho em que mulheres (pessoas) mais jovens ou mais bem cuidadas interagem com mais segurança. Elas sentem que o rosto acaba sendo mais que um cartão de visitas. É um atestado de autocuidado, quase uma certificação que mostra a existência de algo que pode fazer seu lado profissional se destacar ainda mais.

Embora hoje os filtros permitam que se mude drasticamente a imagem, isso afasta muitas pessoas do que é real. De acordo com a Academia Americana de Cirurgia Plástica Facial,[1] as selfies em redes sociais estão influenciando a busca por cirurgias e tratamentos. Muitas querem os lábios de uma atriz famosa, as bochechas de outra, a expressão facial das influenciadoras.

Sejamos honestos: as redes sociais estão pautando a vida de todos. Se até os empregadores olham as redes antes de

---

1. Disponível em: <https://nypost.com/2021/12/06/forget-botox-full-on-facelifts-are-hotter-than-ever/>.

contratar alguém, buscando informações sobre as pessoas, os julgamentos pela aparência são cada vez mais constantes.

E isso pode ser bom e ruim ao mesmo tempo. Depois de décadas de profissão, eu, como cirurgião plástico, percebi que, embora muitas mulheres entrem no consultório com o único desejo de realçar a beleza ou rejuvenescer, várias ainda se pautam por desejos irreais. E como não temos material suficiente sobre o assunto, resolvi escrever este livro.

Como médico, tenho o dever de trazer informações e alertar as pessoas sobre os benefícios e as contraindicações dos procedimentos e como devem ser escolhidos de acordo com a necessidade específica.

Sou formado em cirurgia plástica pelo Hospital das Clínicas, o maior centro de reconstrução de cabeça e pescoço da América Latina, e minha pós-graduação foi justamente em microcirurgia e cirurgia da paralisia facial. Percebendo a necessidade de me aprofundar no assunto, trabalhei com os maiores cirurgiões plásticos do mundo no Klinikum München Bogenhausen, em Munique, um dos maiores centros de reconstrução de regiões da cabeça e pescoço na Europa. Especializei-me com grandes nomes na cirurgia facial no Brasil, em Nova Iorque e em outros países. Depois dessa experiência, percebi que era hora de compartilhar tudo que aprendi.

Hoje, atuo diariamente em cirurgias faciais e recebo a visita de colegas médicos que observam e aprendem as técnicas aplicadas. Aprendi, vi e testei muitos procedimentos, aplicando o que acredito que seja melhor, mas sem querer reinventar a roda.

O segredo é ver o que existe de melhor no mundo e aplicar no meu dia a dia para que as pessoas se sintam seguras e satisfeitas com suas aparências.

Se já existiu preconceito com relação às cirurgias plásticas, hoje elas são mais seguras do que os procedimentos estéticos feitos por profissionais não qualificados. Nada contra preenchimentos e aplicações, eu inclusive os faço em meu consultório. Mas acredito que, para cuidar de uma parte tão importante do nosso corpo, deveríamos verificar as credenciais dos profissionais que estão ali aplicando tais procedimentos, para que nada saia errado.

Muita gente gasta uma fortuna todos os anos para tentar ficar mais bonita, fazendo procedimentos com desdobramentos trágicos. Sinto informar, mas é possível ter um problema grave em decorrência de uma aplicação malfeita de um produto qualquer na sua pele por um profissional desqualificado para tal procedimento. E o pior é que, além de ninguém se responsabilizar por isso, na maioria das vezes não tem reparo.

Ainda assim, sou a favor dos procedimentos não cirúrgicos, desde que sejam bem indicados e feitos por profissionais efetivamente capacitados. Tenho excelentes parcerias com dermatologistas de todo o país e acredito que, quando profissionais sérios estão lidando com seu bem-estar, tudo corre bem.

O segredo é ver o que existe de melhor no mundo e aplicar no meu dia a dia para que as pessoas se sintam seguras e satisfeitas com suas aparências.

No entanto, já não existem tantos tabus para que as cirurgias aconteçam. E elas não são mais apenas para mulheres com a pele envelhecida. São indicadas principalmente para as mulheres que ainda têm um aspecto jovem, mas já trazem sinais que escancaram sua idade, e que perceberam que a antecipação é algo benéfico para elas na travessia do tempo. Ao fazerem isso, sentem a segurança e o benefício de uma juventude com maturidade.

As cirurgias às quais me refiro são aquelas que trazem um aspecto mais juvenil e favorecem mulheres com tecidos mais firmes. Nem preciso dizer o quanto os resultados são impressionantes. Vejo pacientes que gastam muito tempo e dinheiro em tratamentos que não trazem tanto resultado e, ao realizarem a cirurgia plástica, saem com uma satisfação que perdura muitos anos.

Hoje temos o que há de melhor na medicina e podemos ressaltar a beleza natural de uma pessoa sem que seu rosto seja deformado por algo que descaracterize sua expressão. A cirurgia está revolucionando o mercado com técnicas cada vez mais positivas. Podemos mostrar a beleza de um rosto envelhecendo e os tratamentos que podem ser realizados. E tudo que pode favorecer a mulher: desde algo simples, como uma boa alimentação, até tratamentos não cirúrgicos ou invasivos, como procedimentos dermatológicos e rejuvenescedores.

Meu foco neste livro é falar sobre o assunto sem tabus, mas com responsabilidade, para ajudar você a tomar decisões, mostrando quais os lados positivos e negativos da cirurgia e dos procedimentos disponíveis.

Vejo todos os dias mulheres que decidiram olhar para o processo de envelhecimento e aprender com ele. Vaidosas, perdem a confiança na própria aparência e começam a buscar maneiras de se sentir mais confiantes com relação a elas próprias.

Mas existe uma diferença entre a demanda do mercado de celebridades e o que realmente requer uma intervenção cirúrgica. Por isso, é preciso rever o modo como você enxerga as escolhas. Não quero que você fique plastificada ou *fake*, e sim com o aspecto rejuvenescido.

A ideia não é mudar o seu rosto. É conhecer os procedimentos e as técnicas para lhe dar o poder de escolha. Este livro vai alertar para as ciladas e enrascadas, porque não quero que você perca tempo e dinheiro. E, principalmente, meu desejo é que você entenda o que é melhor para cada caso, porque <u>não é todo produto ou técnica que vai funcionar para todo mundo</u>.

Seu rosto é sua marca pessoal. Vamos cuidar dele com todo carinho e responsabilidade. Você merece.

Por fim, gostaria de agradecer a um profissional que colaborou com seus valiosos conhecimentos para este livro: Dr. Felipe Henning Gaia Duarte, especialista em endocrinologia e metabolismo pela SBEM (Sociedade Brasileira de Endocrinologia e Metabologia), doutor e pós-doutor em endocrinologia e metabologia pela Faculdade de Medicina da USP.

CAPÍTULO 1

Mais jovem, menos *fake*

"Você pode ser linda aos trinta, charmosa aos quarenta e irresistível para o resto da vida."

COCO CHANEL

Muitas mulheres sonham em parecer mais jovens. Infelizmente nem todo produto, procedimento ou técnica – até mesmo uma cirurgia facial – vai funcionar para todas.

Para cada uma existe uma indicação, e, justamente por isso, existem profissionais comprometidos. A cada paciente que recebo em meu consultório, eu me empenho em saber quais circunstâncias a trouxeram até ali e o que ela quer e precisa naquele momento. Porque nem sempre o melhor resultado é aquele que trará satisfação imediata. Existem procedimentos que trazem resultados rápidos, mas duram trinta dias, e existem cirurgias faciais cujo efeito não é instantâneo, mas que permanecem por 10 a 15 anos. Exatamente por isso a primeira consulta é primordial. Como médico, me debruço sobre cada paciente, pensando em como beneficiá-la diretamente com a minha experiência profissional. Não é uma simples conversa.

O primeiro contato com a paciente é uma consulta mais resumida para entender como ela chegou até mim. Meu objetivo é saber o que a incomoda e como o meu trabalho pode ajudá-la. Geralmente, ela começa descrevendo o que não gosta em seu rosto – muitas vezes, o pescoço que despencou e não tem uma boa angulação, a mandíbula, os tecidos que caíram ao lado do queixo, os olhos, a sobrancelha. É comum que a paciente diga que estava bem, mas, a partir de certo momento da vida, sentiu que envelheceu.

Minhas perguntas focam inicialmente em saber o que essa paciente já fez no rosto, a quais procedimentos cirúrgicos e dermatológicos foi submetida, para compreender o que foi feito nesse rosto e como evoluiu, para que seja possível saber o que a incomoda mais. Uma das maiores dúvidas das pacientes é o que vai realmente acontecer, já que estamos falando do rosto – e essa é uma região em que nada pode dar errado. A maior preocupação da paciente é obter um resultado natural.

Dessa forma, cada paciente que passa por um procedimento ou uma cirurgia me apresenta um relato de como sua vida foi transformada. As pessoas nem sempre imaginam que o resultado irá durar durante tanto tempo. O "antes e depois" das fotos é apenas um retrato, um frame da vida daquela pessoa que muitas vezes sofreu uma transformação total na maneira como se relacionava com seu dia a dia, seu parceiro, seus familiares ou seu ambiente de trabalho. No entanto, falar sobre rejuvenescer em uma época na qual existem tantas falsas promessas é um grande desafio.

Hoje, vemos uma explosão de cremes que prometem "efeitos milagrosos" e não trazem praticamente nenhum resultado no rejuvenescimento da face. Surgem "novidades"

A verdade é que, embora cada mulher tenha um estilo único, poucas sabem o que as faz especiais, o que as torna únicas. Beleza é um conceito a ser discutido, e nem sempre sabemos o que faz uma pessoa bonita aos nossos olhos.

em sites, televendas, recomendações de produtos instantâneos que seduzem e fazem as pessoas acreditarem que terão a fórmula mágica dentro de casa. Só que não.

Você que está lendo este livro já deve ter sido seduzida por um profissional ou vendedor que prometeu resultados fantásticos, como se rejuvenescer fosse tão simples quanto colocar um filtro na foto do celular. E todo mundo já percebeu que isso não passa da velha história da carochinha.

O resultado é você sempre comprando tudo que dizem ser bom, gastando dinheiro e tempo, mas sem atingir seu objetivo. Os produtos de efeito rápido prometem uma aparência de boneca, mas você mal sabe o que precisa, o que quer, nem o que pedir direito. Às vezes, não sabe nem o que esperar. Por isso, vou lhe dar um conselho: conhecimento é poder. Em outras palavras, saber o que fazer evita que você se frustre pagando por algo que não vai trazer o resultado esperado.

Além disso, seja qual for a razão pela qual você queira mudar alguma coisa, eu lhe digo: é preciso saber o que quer para ter um bom resultado. Na maioria das vezes, é uma combinação de fatores.

Por exemplo, não adianta tentar mudar o seu rosto com procedimentos e se tornar irreconhecível, ou até mesmo se tornar a caricatura de alguma famosa da internet (ou daquela mulher que nem mesmo sua mãe reconheceria). Mais importante do que ter o rejuvenescimento facial é saber que você não precisa ter aparência artificial para isso. Na verdade, uma aparência natural é tudo que eu quero que você tenha.

Outro exemplo: eu não atendo pacientes que chegam dizendo "estou precisando dar uma geral para arranjar um namorado", porque essa pessoa não precisa de cirurgia, mas de terapia. Uma pessoa que acredita que mudanças físicas farão com que ela "tenha um bom relacionamento" estará eternamente insatisfeita com algo. Aliás, possivelmente depois da intervenção cirúrgica, essa mulher fatalmente vai descontar sua insatisfação interna no médico que a operou. E possivelmente estará sozinha, reclamando que não conseguiu nem o resultado esperado, nem o namorado (por mais que a cirurgia tenha sido um sucesso).

A verdade é que, embora cada mulher tenha um estilo único, poucas sabem o que as faz especiais, o que as torna únicas. Beleza é um conceito a ser discutido, e nem sempre sabemos o que faz uma pessoa bonita aos nossos olhos.

Quando estive na África com minha esposa, visitamos tribos cujas integrantes mais bonitas tinham pescoços alongados por anéis. O que quero dizer é que cada cultura traz seu ideal de beleza e é difícil padronizar isso. Então, por que tentar se parecer mais com uma modelo, que tem o próprio padrão, em vez de realçar a própria beleza? O rosto é uma espécie de assinatura pessoal sua. É sua marca registrada. Por que apagar isso, em vez de realçá-lo?

Uma pessoa que chega aos 48 anos incomodada com o envelhecimento na pele, com a flacidez dos tecidos, e busca uma forma de se sentir melhor consigo mesma é uma mulher que sabe o que quer. Diferentemente daquela que se separou do segundo marido e acha que mudar a aparência vai fazer alguma diferença em sua vida. Existem vários tipos de pacientes que procuram intervenção cirúrgica, e posso dizer com convicção que, depois de tantos anos de experiência, que a parceria entre paciente e cirurgião só dá certo quando todos são transparentes em suas intenções.

Rejuvenescer é possível, e hoje eu consigo um resultado fantástico sem que a mulher saia dali se sentindo parecida com todas as outras ou com o rosto esticado. Contudo, para que isso seja possível, precisamos manter essa assinatura pessoal. É preciso identificar, com um profissional qualificado, qual é o resultado ideal para você, dentro do seu estilo, da sua personalidade, dos seus desejos, e, a partir disso, entender o que o que vai deixar você feliz sem descaracterizá-la.

Uma mulher pode ter mais idade e continuar com uma aparência bonita. Envelhecer bem, sem esticar o rosto, poder ser linda sendo ela mesma (mesmo que queira parecer uma influenciadora famosa). Em outras palavras, é possível envelhecer sem perder a beleza e as características e contornos naturais do rosto.

Um dos grandes nomes da cirurgia facial, Dr. Andrew Jacono, costuma dizer que acredita que algumas mulheres ficariam melhores se simplesmente parassem de mexer tanto no rosto. Eu concordo. Muitas erram a mão nos procedimentos estéticos malfeitos e exagerados, e acabam deixando "pior a emenda pior do que o soneto", como diz a expressão popular.

E quem perde a expressão facial perde tudo. Uma pessoa sem expressão não é capaz de sorrir, demonstrar tristeza ou descontentamento. Ela simplesmente fica com a mesma feição o tempo todo.

A influência das redes sociais é tamanha que a pressão pela estética considerada "perfeita" influencia jovens e dita novos padrões de beleza. Temos de entender, no entanto, que são inúmeros os fatores que fazem uma pessoa ser bonita, e nem sempre os ideais de beleza correspondem ao que você acredita ser ideal para seu biotipo. Ao mesmo tempo, precisamos observar se a proporção do seu rosto está adequada, e isso inclui uma análise criteriosa da harmonia entre olhos, lábios, nariz, sobrancelhas e bochechas. E pode ter certeza de que nem sempre a famosa harmonização facial vai deixar você, de fato, harmônica. Basta um procedimento estético malfeito para você ficar insatisfeita para sempre.

Hoje, com todos os tipos de cirurgias que temos disponíveis, não existe mais espaço para amadorismo. Com a popularização de alguns procedimentos, vemos absurdos acontecendo – e que bom que as pessoas estão ficando mais atentas a isso. Como cirurgião plástico da face, eu sempre estou observando o que pode ser feito de melhor, com mais resultado e harmonia, e, para isso, estudo obsessivamente os maiores médicos cirurgiões do mundo.

O fato é que o envelhecimento tem várias causas, e é fundamental falarmos sobre isso antes de entrar em uma sala de cirurgia.

ACESSE O QR-CODE PARA VER IMAGENS DE PROCEDIMENTOS TRATADOS NESTE CAPÍTULO

CAPÍTULO 2

O que é "envelhecer bem"?

"Os anos podem enrugar a pele, mas desistir do entusiasmo enruga a alma."

SAMUEL ULLMAN

Todas as mulheres parecem obcecadas pela beleza quando alguma atriz com o rosto simétrico surge na televisão. A questão é que eu não sou o tipo de cirurgião que faz uma cirurgia para que uma mulher se pareça com outra.

"Para cada cabeça, uma sentença." Já ouviu essa frase? Pois bem, ela se encaixa muito bem quando falamos sobre cirurgias plásticas e procedimentos estéticos. A verdade é que pode dar muito mais certo a cirurgia para a mulher que traz uma foto sua mais jovem – e quer simplesmente rejuvenescer – do que aquela que quer se parecer com alguém.

Já atendi mulheres que se comparavam com famosas que faziam procedimentos exagerados e diziam que não queriam ficar parecidas com elas ou terem aquele resultado. Sabemos, porém, que também existem mulheres que se comparam na internet e querem justamente parecer com famosas. Por sorte, atendo a poucos casos assim. Podemos até tentar mudar a ideia do paciente, e até conseguimos isso, mas o problema é corremos um risco grande de essa ideia de querer mudar conforme o ideal dela ainda permanecer no subconsciente.

<u>Portanto, se você é essa mulher, que quer mudar apenas para parecer com outra pessoa, esqueça este livro. Ele não é para você.</u>

A cirurgia plástica deve ser feita com critério, para atender a interesses de pessoas que estão com queixas específicas – levando em consideração o biotipo, a genética, as características e entendendo o que pode e deve ser feito.

Portanto, se você é essa mulher, que quer mudar apenas para parecer com outra pessoa, esqueça este livro. Ele não é para você.

A seguir, podemos entender melhor como manter uma proporção adequada em cada rosto e preservar suas características originais.

ANATOMIA DA FACE

A pele é o maior órgão do corpo humano. É ele que evita a perda excessiva de água do nosso corpo, nos protege de organismos que podem causar doenças e serve de defesa contra a radiação. Além disso, a pele exerce a função de receber e perceber estímulos externos, como a temperatura e a pressão do ambiente. Para você entender melhor, vou explicar como funciona as três camadas da pele: a epiderme, a derme e a hipoderme (ou tecido subcutâneo) – veja a Figura 2.1.

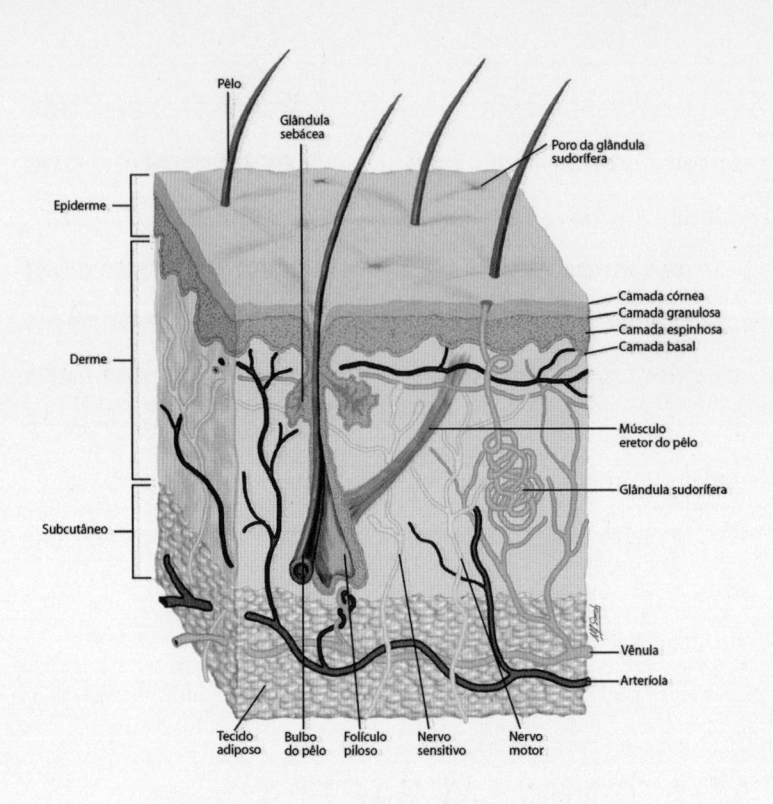

Figura 2.1 A pele com suas camadas e anexos.

A epiderme é a parte mais superficial da pele, a camada que podemos ver e tocar, e é formada pelos estratos córneo, lúcido, granuloso, espinhoso e germinativo.

O estrato córneo é a camada que tocamos, a mais externa da epiderme. Ele contém grande quantidade de queratina, substância que dá resistência a algumas estruturas do nosso corpo, como unhas e cabelos, e é lá que estão as células mortas, que se descamam constantemente. Por isso, é importante fazer limpeza de pele: para tirar essas células descamadas e, assim deixar o aspecto da pele melhor e prevenir o envelhecimento.

Já na camada mais profunda da epiderme e em contato com a derme – o estrato germinativo –, estão as células que sofrem divisão celular. Ele é responsável por aumentar a produção de queratina e pela formação das camadas mais superiores, ou seja, pela renovação da epiderme.

A derme é a camada mais espessa da pele e se localiza abaixo da epiderme e acima da hipoderme (ou subcutâneo). Ela é responsável por nutrir e oxigenar a epiderme. Por ser rica em fibras de colágeno e elastina, a derme também garante elasticidade e rigidez à pele.

Abaixo da derme se encontra a hipoderme (ou tecido subcutâneo), que é a parte mais profunda da pele e atua como isolante térmico. Ela é rica em gordura e composta por células de tecido adiposo. Na face, a parte de baixo desse subcutâneo é o Sistema Músculo Aponeurótico Superficial (SMAS), composto por fascia (tecido fibroso), gordura e músculo (veja a Figura 2.2).

O SMAS reveste todos os músculos do rosto e possui bastante colágeno. Ele é responsável pelo suporte e pela estrutura, influenciando a expressão facial e exercendo uma das funções mais importantes no processo de envelhecimento. O SMAS continua na região do pescoço, mas agora é denominado platisma. Em uma cirurgia plástica, manipulamos principalmente essas estruturas, como SMAS ou platisma.

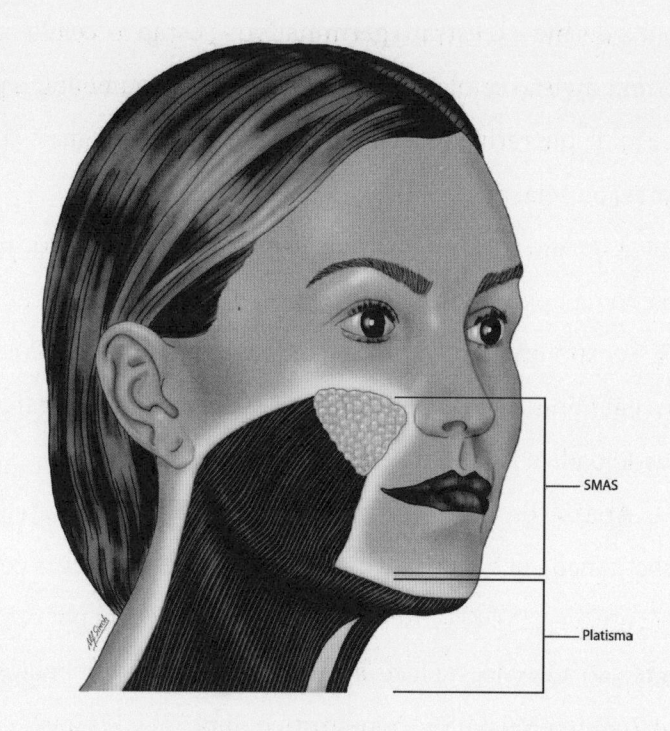

Figura 2.2 A musculatura superficial do pescoço (platisma) e da face (Sistema Músculo Aponeurótico Superficial – SMAS).

Os componentes do tecido subcutâneo incluem faixas fibrosas, fibras do colágeno e de elastina (que conectam a derme aos músculos e ossos, fixando a pele às estruturas próximas), vasos ou estruturas linfáticas (para conectar a derme e o subcutâneo ao sistema linfático, que tem como função a drenagem dessas camadas), nervos, vasos sanguíneos, glândulas cutâneas e raízes do folículo de cabelo (para produzir fios de cabelo).

Essas conexões e esses ligamentos no subcutâneo são importantes componentes no tratamento com preenchimentos, regenerativos e nas cirurgias. Imagine todo o espaço entre a pele e a musculatura superficial que tem gordura separados em vários compartimentos, os quais são conectados por seus ligamentos. Os produtos injetados na face, como preenchimentos e outros produtos estéticos, são injetados continuamente nesses tecidos por meio desses ligamentos. É importante entender que, na cirurgia de face, se quisermos mexer apenas na pele, essas conexões precisam ser liberadas ou, ao reposicionar o SMAS, esses ligamentos fixam a pele, e, com isso, a pele acompanha esse reposicionamento da musculatura, sem ficar com aspecto esticado.

É claro que esse tipo de tratamento pode apresentar dificuldades, como quando o profissional quer tirar o ácido hialurônico com uma enzima que dissolve o ácido; todavia, se ele injetar nesses compartimentos, só vai dissolver o ácido hialurônico no compartimento, sem alcançar o ácido nos outros. Por isso, como dito no capítulo anterior, é preciso conhecer bem o cirurgião (em outro capítulo, falaremos sobre como escolher um profissional).

Agora que entendemos um pouco como se estrutura nosso rosto, vamos falar sobre como essas estruturas estão (ou podem estar) distribuídas para criar uma proporção harmônica.

MAS O QUE É PROPORÇÃO ÁUREA, AFINAL?

Hoje existem algumas vertentes que falam sobre a regra da proporção facial que torna os rostos esteticamente perfeitos. Eu não costumo falar muito disso, mas existe um cálculo para definir beleza descrito por Leonardo da Vinci, que nos leva a um número mágico chamado PHI. Os antigos acreditavam que seria uma criação divina, e essa proporção pode ser encontrada na arte, na música, na arquitetura, na natureza e no corpo humano (veja a Figura 2.3).

A própria Monalisa é fruto disso, assim como lugares extraordinários como o Taj Mahal, na Índia, e a Catedral de Notre-Dame, na França. No quesito "rosto", o ator britânico Robert Pattinson, por exemplo, foi considerado pelo jornal

Daily Mail o homem com o rosto mais harmônico do mundo. E isso foi resultado científico, já que ele possui 92,1% dos cálculos considerados precisos pela "proporção áurea da beleza Phi.

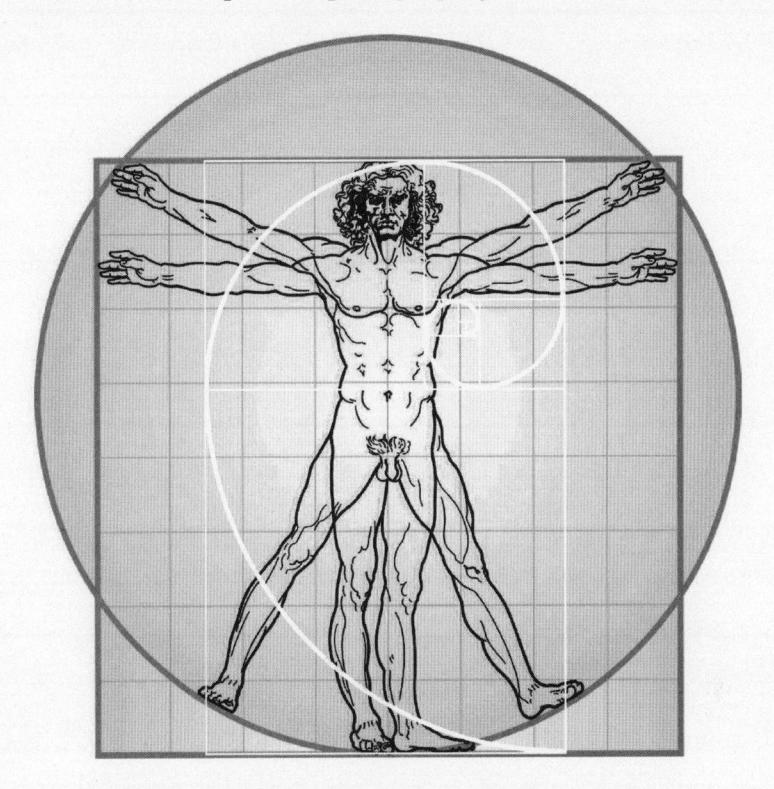

Figura 2.3 O Homem Vitruviano de Leonardo da Vinci e sua proporção áurea.

A *proporção áurea* é uma equação matemática resultado da divisão de uma reta em dois segmentos, em que a soma dos dois segmentos é dividida pelo segmento maior ou o segmento mais longo é dividido pelo menor, resultando obrigatoriamente em 1,6180 – o *número ouro*! Ou seja, em um rosto totalmente simétrico e harmonioso, a distância da base do nariz à parte superior da testa dividida pela distância entre o queixo e a base do nariz resulta em 1,6 (existem outros cálculos, como distância entre os olhos, boca, laterais – veja a Figura 2.4). Na vida real, não existe um rosto que alcance esse número 100%, mas podemos chegar próximo disso.

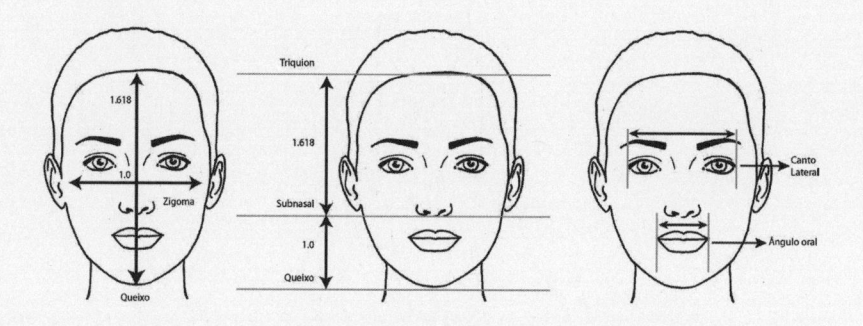

Figura 2.4 Relação da proporção áurea na face.

A verdade é que, com o tempo, o rosto começa a "cair" e se distanciar cada vez mais da proporção áurea. É aí que começa a insatisfação da maioria das pessoas: mesmo aquelas que eram consideradas simétricas e perfeitas sentem o efeito do tempo e começam a sentir um incômodo quando se olham no espelho. O bigode chinês, as bochechas, o olhar, as pálpebras. Tudo desce.

As principais queixas das pacientes são o pescoço, os tecidos do terço médio (região dos olhos, nariz e bochechas) e a mandíbula. E mesmo aos pacientes que chegam se queixando sobre o queixo ou a sobrancelha, mostramos o resultado que conseguimos corrigindo o pescoço, por exemplo, o que pode trazer uma grande diferença na vida da pessoa. Como eu disse no capítulo anterior, nem sempre o que a paciente quer é aquilo de que ela precisa.

Logo, começam os procedimentos estéticos para amenizar os efeitos do tempo. De certa forma, alguns auxiliam bastante, mas muitos acabam deixando as mulheres com feições esticadas, sem expressão ou desconfiguradas. Ou então precisam ser repetidos ano a ano para que se obtenha um resultado, já que a maioria dos procedimentos são feitos apenas para dar um aspecto mais jovem durante um período específico.

Mas por que isso acontece? Afinal, dá para manter um rosto com aspecto jovial apesar do tempo?

O QUE ACONTECE NO ENVELHECIMENTO FACIAL

Você sabe o que é um rosto caído, mas, muitas vezes, nem notamos quando esse envelhecimento acontece. Muitas mulheres dizem que parece que "esse envelhecimento se dá do dia para a noite"; a verdade é que ele passa a nos incomodar de uma hora para outra. Esse tipo de crítica é comum no meu consultório: mulheres que não tinham se dado conta de que o rosto estava envelhecendo e em algum momento se incomodaram com isso.

A região das bochechas acaba perdendo o volume, e aquela harmonia no rosto triangular desaparece. A região da face que forma uma "pirâmide" invertida quando somos jovens começa a ficar em pé, nos fazendo perder a definição da mandíbula. Ou seja, o volume vai aumentando e a flacidez vai se acentuando (veja a Figura 2.5).

Alguns procedimentos rápidos surgem como solução para acabar ou pelo menos diminuir esses sinais, mas tratamentos superficiais nem sempre dão conta do recado. Muitas vezes são a solução imediata que parece ser a melhor, mas será que servem para todo mundo?

E quando um procedimento dá errado, acredite: dá muito errado. Porque no rosto aquilo fica visível, e não tem máscara que esconda você a vida toda.

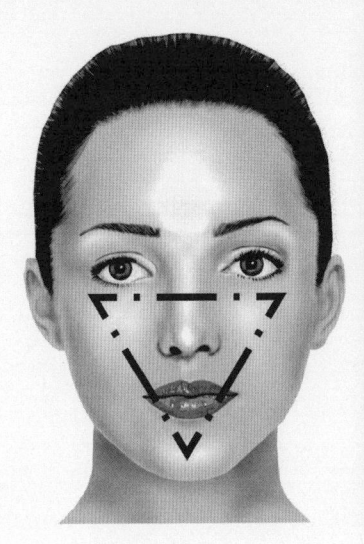

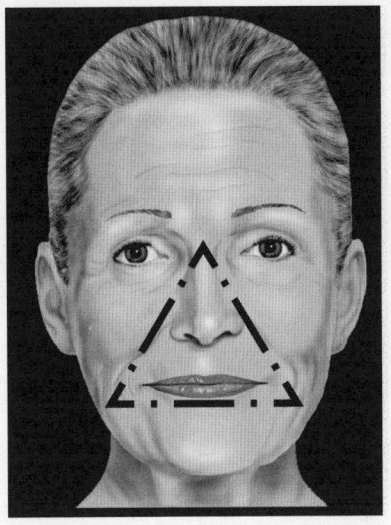

Figura 2.5 Mudança da pirâmide invertida na face ao envelhecer.

Tenho uma paciente do Rio de Janeiro que operou a pálpebra superior e inferior em outro local e teve uma péssima experiência no centro cirúrgico, resultando em uma sequela que se chama ectrópio, que é uma ressecção excessiva da pele da pálpebra inferior que resultou em um repuxamento para baixo da pálpebra inferior, como um excesso de ressecção de gordura nas pálpebras resultou em um olhar cadavérico e plastificado. Nesse caso, é importante ter em mente que menos é mais; em outras palavras, em outras palavras, é preciso ressecar cada vez menos gordura nas pálpebras e sim trabalhar o reposicionamento dela. Ressecção de pele, principalmente na pálpebra inferior, precisa ser um trabalho milimétrico e ser realizada com muita cautela.

Quando chegou ao consultório, ela estava desacreditada. Dizia que sua vida tinha mudado e que ela não tinha mais coragem de sair da rua. Estava descontente com tudo que tinha acontecido. Com a grande sequela já causada nas pálpebras, mexemos o mínimo possível nelas, porém, tratamos toda a face como um conjunto, trazendo novamente uma boa harmonia a ela. No final, conseguimos entregar de volta uma autoestima para que ela voltasse a se sentir bem.

Envelhecer nem sempre precisa ser um sofrimento quando se trata da sua harmonia facial. Isso acontece por questões intrínsecas, como a genética, e extrínsecas, como alguns fatores externos. Basicamente, o envelhecimento da face acontece quando, além do processo natural provocado pela idade, existe uma aceleração da formação de flacidez, rugas e manchas devido aos hábitos de vida e fatores do ambiente, como a poluição, a má alimentação, o fumo e, principalmente, a exposição solar sem proteção.

Uma pessoa que excede na exposição ao sol, que fuma demais, consome bebida alcóolica em excesso e tem uma nutrição pobre vai ver a pele envelhecer mais rápido e mais cedo. Mas ela só se dá conta disso quando está diante do espelho, apavorada com as mudanças.

Ou seja, o que precisamos entender, assim como quais são as "medidas" de um rosto simétrico, é que existe uma pele que pode ser cuidada, que pode ser sua aliada e, ao longo de sua vida, trazer um aspecto mais jovial. Procedimentos, por si só, não vão sustentar um rosto jovem harmônico, mas um estilo de vida que evite alguns fenômenos que agem no envelhecimento da pele, como a glicação e a oxidação, sim. Por isso, vamos entender um pouco mais esses processos antes de seguir para a cirurgia.

O QUE É GLICAÇÃO?

A glicação é um processo químico em que os açúcares se unem às proteínas, resultando na formação de produtos de aplicação ou AGEs (Advanced Glycation End Products). Os AGEs podem ser produzidos pelo nosso organismo ou consumidos em alimentos e bebidas. Entre as proteínas afetadas por eles estão o colágeno e a elastina, acarretando perda de elasticidade e tonicidade da pele. Essa desorganização das estruturas reduz a estabilidade e a funcionalidade das proteínas, tornando a pele mais frágil e, com isso, acelerando o envelhecimento (veja a Figura 2.6).

Açúcar e envelhecimento da Pele

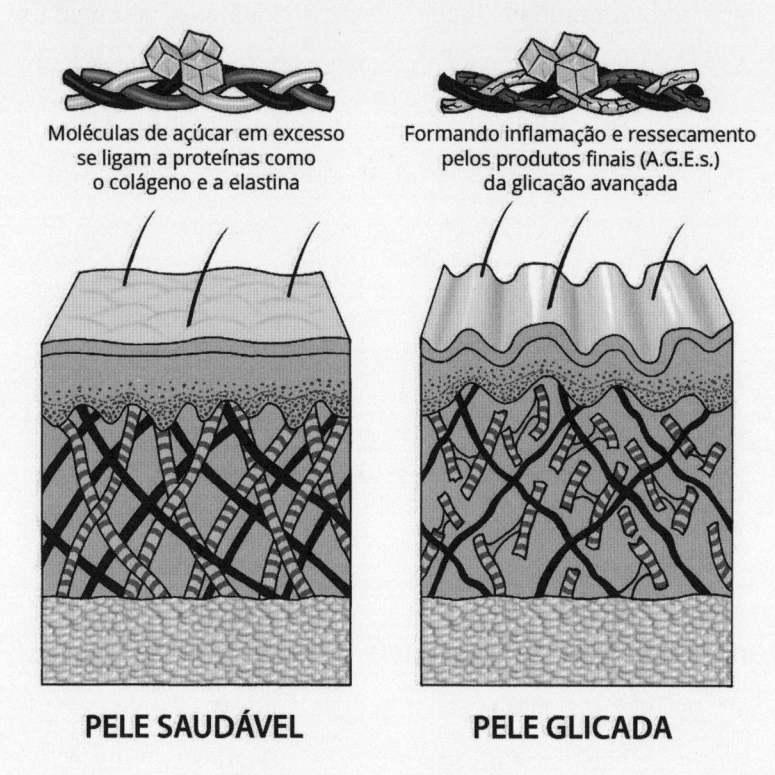

Moléculas de açúcar em excesso se ligam a proteínas como o colágeno e a elastina

Formando inflamação e ressecamento pelos produtos finais (A.G.E.s) da glicação avançada

PELE SAUDÁVEL   **PELE GLICADA**

Figura 2.6 Glicação na pele.

O que fazer para evitar o processo de envelhecimento por glicação?[2]

O principal a ser feito é controlar os alimentos ricos em glicose e carboidratos que têm absorção rápida, ou seja, liberam glicose muito rápido. Para isso, deve-se ter uma dieta equilibrada, prioritariamente sem açúcar. Esse seria o principal tratamento para evitar a glicação excessiva, porque a glicação natural aconteceria de qualquer forma. Ou seja: a chave de tudo é a alimentação.

O processo de glicação é muito mais acentuado em pacientes diabéticos, e o envelhecimento é mais rápido. Como ninguém quer envelhecer antes da hora, o ideal é observar a ingestão de carboidratos e açúcar. Além disso, é importante ingerir Ômega 3 *in natura*, que tem uma ação anti-inflamatória leve no processo de glicação – sardinha e salmão selvagem são as principais fontes.

Deve-se reduzir o estresse do dia a dia, fazer atividade física e dormir bem. Algumas vitaminas, como a C, beterraba e cúrcuma, neutralizam os radicais de oxigênio. E, além

---

2. Por Dr. Felipe Henning Gaia Dua, especialista em Endocrinologia e Metabolismo (SBEM). Doutorado e Pós-Doutorado em Endocrinologia e Metabologia pela Faculdade de Medicina da USP (FMUSP).

de tratar a causa, o uso de alimentos como verduras e frutas coloridas auxiliam contra o processo de oxidação.

O QUE É OXIDAÇÃO?

Por definição, a oxidação é um processo químico no qual ocorre a perda de elétrons pela combinação com outros elementos. O dano oxidativo na pele é causado pela exposição a diversos agressores que geram radicais livres, produzidos naturalmente pelo nosso organismo por meio da nossa respiração, do estresse, das poucas horas de sono e da falta de atividades físicas, ou quando estamos expostos à radiação UV, poluição, dieta rica em açúcares, entre outros. Quando em excesso, os radicais livres danificam as células na pele por interagir com suas estruturas e alterá-las, resultando em um estresse oxidativo (Veja a Figura 2.7). Esse processo dificulta a renovação de células, provocando um envelhecimento precoce – como o aparecimento de flacidez, rugas e manchas, e a falta de uniformidade e tonicidade no rosto – e aumentando as chances de ter inflamação e doenças de pele.

 O que fazer para evitar o processo de envelhecimento por oxidação? Os radicais livres têm uma reação química instável e tendem a se ligar às proteínas da pele, como o colágeno e a elastina, podendo degradá-las. No entanto, os antioxidantes têm o poder de neutralizá-los, impedindo seu potencial destrutivo, pois são capazes de doar elétrons aos radicais livres e continuarem estáveis. Com isso, os radicais livres acabam sendo eliminados, interrompendo o estresse oxidativo.

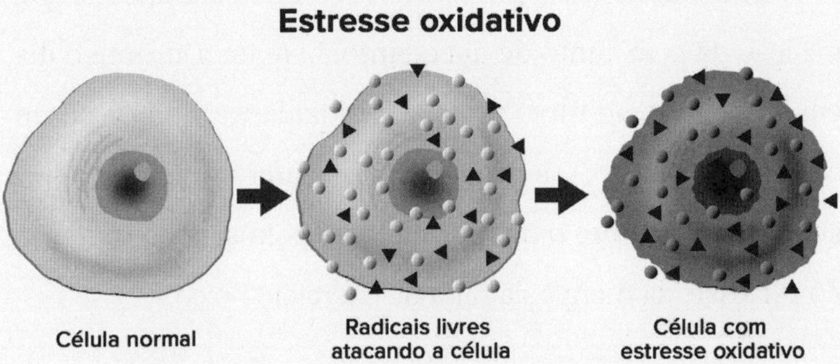

Estresse oxidativo

Célula normal → Radicais livres atacando a célula → Célula com estresse oxidativo

Figura 2.7 Os radicais livres agindo nas células.

Dessa forma, os antioxidantes são ferramentas fundamentais para quem quer minimizar os danos do envelhecimento. Eles são capazes de proteger e corrigir os danos da radiação solar, deixando a proteção mais eficaz. Além disso, células saudáveis protegidas da oxidação dificultam o aparecimento de uma série de doenças.

Quando falamos em antioxidantes, logo pensamos na vitamina C, que, apesar de ser um importante antioxidante, não é o único. Cada um tem uma afinidade por um compartimento da pele. Os antioxidantes podem ser divididos em enzimáticos, que são produzidos pelo nosso organismo, e os não enzimáticos, que são adquiridos pela alimentação ou aplicados diretamente na pele, como a vitamina C, vitamina E, betacaroteno e os flavonoides (em especial, o ácido ferúlico).

A utilização de antioxidantes é recomendada após a higienização da pele, tanto de dia quanto de noite. Durante o dia, em associação ao filtro solar, o antioxidante ajuda a potencializar a proteção; e, à noite, para combater os radicais livres adquiridos durante o dia por meio da poluição, da radiação, do estresse, da dieta e da falta de exercício físico.

O sol

E já que falamos tanto em exposição solar e oxidação da pele, temos que falar sobre o sol. Vilão ou mocinho?

O sol traz imagens lindas para a máquina fotográfica e para o celular. As fotos ficam lindas, o lugar é perfeito, os ângulos e as poses saem de primeira. Tudo parece ficar harmônico quando se está embaixo do sol. Assim, algumas mulheres abusam da exposição solar para se sentirem mais jovens, acreditando que terão um aspecto mais saudável quando bronzeadas.

Durante muitos anos, quando não existiam informações suficientes nem acesso a elas, as pessoas se jogavam na areia e deixavam o sol penetrar em suas peles sem qualquer proteção. Mas hoje sabemos que esses momentos podem custar caro, já que o contato com o sol nem sempre é benéfico para a sua saúde, uma vez que ele pode acelerar o processo de envelhecimento quando a exposição é intensa e em excesso.

Os cuidados básicos devem ser tomados para que a exposição solar seja feita com os seus benefícios. E quando falo de cuidados básicos, estou mencionando a velha e boa proteção solar.

O sol não é nenhum vilão se for bem aproveitado. Inclusive, na quantidade adequada, ele só traz benefícios à saúde do indivíduo. No entanto, os raios podem danificar o DNA celular da pele, e, por isso, falo de cuidados. A pele pode ficar ressecada, queimada ou manchada, e, dessa forma, a aparência se desgasta.

O envelhecimento precoce causado por exposição demasiada ao sol é muito comum, por isso, para ajudar a pele fragilizada, é essencial se expor em horários indicados, que são antes das 10h da manhã e após às 16h da tarde. E, claro, usar proteção adequada ao seu tom de pele.

O cigarro

Nem sempre o que parece óbvio para uns é tão óbvio assim para outros, e essa máxima se aplica ao cigarro. Há muito tempo sabemos o quanto o hábito de fumar gera malefícios no nosso organismo como um todo, e é evidente que, além de tudo, ele causa envelhecimento precoce, contribuindo para o aparecimento de manchas e flacidez e inibindo a produção de colágeno. Logo, as rugas se tornam visíveis. Sim, quem fuma aparenta ser mais velho.

De acordo com a Sociedade Brasileira de Dermatologia, o cigarro é fonte de toxinas e substâncias – como a nicotina – que aumentam a produção dos radicais livres, aqueles que mencionamos há pouco. Além de acelerar o envelhecimento, isso atrapalha o funcionamento natural da pele. É comum ver em meu consultório mulheres com a pele mais seca por causa do cigarro.

Como a nicotina deixa os vasos sanguíneos mais contraídos, fazendo com que o sangue com oxigênio tenha mais dificuldade de circular, o processo de cicatrização da pele fica desfavorável, uma vez que as substâncias hidratantes não encontram um caminho adequado em meio aos vasos. A pele não se regenera nem se recupera adequadamente; sendo assim, danos como rugas e linhas de expressão causados pelo cigarro são irreversíveis.

Vale lembrar aqui que o cigarro tem mais de 4 mil substâncias tóxicas que influenciam a saúde do corpo, portanto, parar de fumar só traz benefícios ao ser humano.

Porque não é só o dermatologista que cuida da pele. O cuidado com a pele deve ser de dentro para fora.

O álcool

As pessoas não percebem, mas as comemorações podem facilmente extrapolar e, quando vemos, o dia a dia está tomado por uma série de eventos: o *happy hour*, a taça de vinho com os amigos, a cervejinha para relaxar. E o álcool, quando acompanha essas comemorações, traz seus efeitos na pele.

Os poros se dilatam e as acnes aumentam, o inchaço fica aparente e o corpo fica desidratado. Isso acontece porque, para metabolizar uma molécula de álcool, nosso organismo precisa renunciar a nove moléculas de água. Ou seja, as moléculas que seriam perfeitas para a hidratação da sua pele são direcionadas para a metabolização das moléculas de álcool. Além disso, as bebidas alcoólicas são diuréticas e acabam eliminando mais água do nosso corpo por meio da urina. Assim, lá se vai a hidratação e o viço da pele.

As bebidas alcoólicas também causam um efeito inflamatório no organismo. Ficamos com aspecto "inchado", e quem tem espinhas pode perceber um agravamento do quadro. O açúcar do drink é outro desencadeador do aumento de insulina no organismo, gerando desequilíbrio hormonal.

Essas informações são importantes para que você saiba que, por mais que existam recursos excelentes para trazer rejuvenescimento para sua pele, há cuidados que só o paciente pode tomar.

<u>Porque não é só o dermatologista que cuida da pele. O cuidado com a pele deve ser de dentro para fora.</u>

Quando recebo uma paciente, não avalio apenas as estruturas que caíram e cederam, mas também todas as outras questões, como estilo de vida e hábitos nocivos. O que estou buscando é o procedimento mais adequado para ela, seja ele cirúrgico ou não. O que vai deixá-la mais jovem e menos *fake*, que vai transformar sua maneira de se relacionar com o espelho. Isso é um trabalho em equipe: eu, outros profissionais (que proporcionam cuidados complementares que trarão mais resultados) e minha paciente.

Isso é importante porque não busco apenas um tratamento cirúrgico para resolver um problema pontual, mas aquilo que trará a você satisfação verdadeira.

CAPÍTULO 3

Tradições ou modismos

"Invista na sua pele, pois ela representará você por muitos anos."

AUTOR DESCONHECIDO

Já falamos, no capítulo anterior, sobre algumas causas do envelhecimento, e agora vamos mais longe: o processo de envelhecimento também provoca a perda da gordura subcutânea e do colágeno dérmico. E o que isso causa? Qualquer linha de expressão que antes parecia despercebida se torna acentuada. Aquele rosto perde volume, e a pessoa fica com o aspecto de pele "caída", o que tem gerado certa obsessão das pessoas por preenchimentos. Então, começa a demanda por restauração de volume e contornos faciais, a primeira linha de tratamento antes das correções cirúrgicas.

Isso é um prato cheio para oportunistas, já que muitas vezes surgem propostas com uma variedade de substâncias que visam tratar a tal perda de tecido – as quais prometem algo "não invasivo", como as aplicações feitas por pessoas inexperientes e despreparadas. Os procedimentos e modismos se tornaram o grande trunfo do mercado – muitos apresentados com shows pirotécnicos, prometendo mudanças incríveis.

Eu, como cirurgião, já vi promessas infundadas e procedimentos absurdos que enganavam pacientes vindos de profissionais que só visavam ao lucro. Já estive em eventos que pareciam apresentações do novo celular da marca mais famosa do mundo, que prometiam soluções para esse mercado. Era impressionante como os investimentos para mostrar técnicas de rejuvenescimento encantavam os profissionais que estavam ali, e, hipnotizadas pelos lançamentos, as pessoas começam a correr atrás de modismos.

O problema é que a conta chega, e, quando essa mulher se olha no espelho, depois de seis meses de um procedimento qualquer, ela se sente ainda pior, porque

A verdade é que muitas pessoas gostam de ser enganadas. Já vi profissionais aplicando procedimentos que duram alguns meses simplesmente porque representantes marqueteiros de outros países trouxeram tal procedimento como se fosse algo de outro mundo.

aquela promessa era falsa e não trouxe o resultado desejado, ou porque o procedimento deixou seu rosto deformado.

Já vi pessoas chegando ao meu consultório com sequelas de tantos tratamentos e cirurgias. É importante entender que ficar mexendo no rosto não vai melhorar, pelo contrário: tem grande chance de piorar.

Existe uma parcela de pessoas sedentas pela cirurgia plástica, mas que têm medo do que pode acontecer. Essas pessoas são as mesmas que confiam em procedimentos "não invasivos" nada seguros, aplicados por profissionais sem muito preparo. Por isso, por mais que precisem de cirurgia, acabam desistindo da ideia. E é aí que entra a relação entre médico e paciente, a conversa e a confiança, conhecer o trabalho e outros pacientes, tendo uma indicação de alguém que já viu o trabalho.

Claro que existem pacientes que estão despreocupados, mas o medo da cirurgia é muito comum, tanto na consulta quanto no dia da cirurgia. Elas temem a anestesia, infecções, complicações e até mesmo que algo saia errado. No entanto, na maioria das vezes, esse risco é mínimo, desde que o procedimento seja realizado por um profissional capacitado e especializado, com uma equipe treinada e em um centro cirúrgico adequado.

Acredito que um médico consegue transmitir uma segurança para o paciente, sendo sincero, falando de complicações e das resoluções, mostrando a estrutura do hospital e a segurança envolvida na cirurgia. Ao mesmo tempo, quando temos um bom resultado, acontece uma reação em cadeia: por exemplo, a esposa opera, e o marido, que achava que não precisava, vê o resultado e se anima a fazer uma cirurgia também.

Existem mitos e verdades com relação à cirurgia facial, e o maior mito é que deixa o rosto repuxado, o que não é verdade. Quando bem-feita, ela deixa o rosto natural. Outro mito é de que o paciente não terá mais o rosto envelhecido, mas é claro que ele irá envelhecer.

O termo "cirurgia plástica" muitas vezes parece assustador para quem busca procedimentos estéticos, para aqueles que têm preconceito e desconhecem seus riscos e benefícios. No entanto, a "perfumaria" dos procedimentos estéticos pode ser um tiro saindo pela culatra. Não defendo as cirurgias plásticas só porque sou um profissional do ramo, mas porque sou um cirurgião comprometido com a verdade e com o melhor para meus pacientes.

O que quero dizer aqui é para você tomar cuidado com os modismos, ou seja, aqueles procedimentos mágicos que viram a bola da vez nos centros de estéticas, parecem atrativos porque são embalados em promoções que sugerem um bom custo-benefício, mas que na prática podem trazer mais prejuízos do que você imagina.

A verdade é que muitas pessoas gostam de ser enganadas. Já vi profissionais aplicando procedimentos que duram alguns meses simplesmente porque representantes marqueteiros de outros países trouxeram tal procedimento como se fosse algo de outro mundo.

Pouca gente sabe, mas aplicar qualquer substância na face ou no corpo (estou falando de todo tipo de produto, mas principalmente dos preenchimentos permanentes feitos indiscriminadamente, pode causar dor de cabeça. Já vi pacientes que chegaram com necrose, que normalmente é uma emergência, assim como já vi processos inflamatórios e edemas crônicos, entre outras complicações que são de difícil resolução.

Preenchimentos podem parecer uma boa ideia, mas colocar qualquer corpo estranho dentro do seu organismo nem sempre é adequado. Cada vez mais discutimos as doenças sistemáticas e autoimunes relacionadas ao preenchimento. Por isso, precisam ser bem indicados e feitos com toda a segurança.

RISCOS E BENEFÍCIOS DOS PROCEDIMENTOS ESTÉTICOS

Certa vez, um paciente que passou em consulta comigo contou-me que, após um procedimento em uma clínica de estética, precisou ir às pressas ao hospital porque começou a sentir fortes dores na face. O paramédico massageava a região e, quando ele chegou na emergência, já apresentava estágio avançado de isquemia no rosto. Existia uma falta de perfusão muito grande na região do nariz, principalmente na asa nasal. A área estava completamente isquêmica, esbranquiçada, com um aspecto marmóreo, que chamamos de "mumificado". O caso era tão grave que o paciente nem mais sentia dor, devido à falta do suprimento sanguíneo no local.

Se você pesquisar na internet, vai ver que existem centenas de casos assim. Muitos tornaram-se famosos, como o da jovem Louise Smith, que usou as redes sociais para desabafar sobre sua experiência com preenchimento labial. A inglesa, de 25 anos, submeteu-se ao procedimento em um salão de beleza perto de casa, pois queria deixar a boca mais bonita. Porém, a intervenção não saiu como planejada. Ela pagou oitenta libras pelo procedimento e na hora quase desmaiou de dor. O resultado foi que a boca ficou deformada. Nas redes sociais, ela alertou sobre os perigos de fazer procedimentos com profissionais desqualificados.

Lindsay Collins, de 38 anos, também escolheu se presentear com um pacote de procedimentos estéticos, mas, logo após o tratamento, começou a notar hematomas na região. Ela descobriu que a esteticista, além de não ser propriamente treinada, injetou o preenchimento labial em uma das artérias da região que poderia deixá-la cega. Lindsay só conseguiu reverter a situação com um tratamento de urgência feito por um especialista.

Dados da Sociedade Brasileira de Cirurgia Plástica (SBCP) indicam que mais de 1,5 milhão de procedimentos estéticos são feitos no país todos os anos.

Já a ex-modelo Carol Bryan contou em uma entrevista ao jornal *The Independent*[3] que, aos 47 anos, teve seu rosto deformado após realizar um preenchimento facial para "corrigir" a falta de volume na testa e nas maçãs do rosto. "Meu rosto começou a inchar e contrair a tal ponto que, além de ter que me esconder da minha família e amigos, eu me escondi de mim mesma, nunca me olhando no espelho", disse ela ao jornal.

O alerta que quero fazer aqui é que até os procedimentos não invasivos podem gerar complicações. Além disso, uma cirurgia bem-feita ou um preenchimento bem aplicado com substância segura e por profissionais comprometidos com você traz resultados indiscutíveis e seguros.

Lembre-se: não estou advogando contra os procedimentos estéticos. Pelo contrário: quando bem indicados e, principalmente, quando aplicados em pacientes por volta dos trinta

---

3. Disponível em: <https://www.independent.co.uk/life-style/health-and-families/woman-dermal-fillers-ruin-cosmetic-surgery-gone-wrong-face-ruin-carol-bryan-los-angeles-florida-a7531766.html>.

e quarenta anos, os resultados podem ser muito bons. No entanto, percebemos que, a partir de um certo ponto ou idade, eles trazem muito pouco ou nenhum resultado. E quando se chega a esse ponto, não vale a pena ir por esse caminho, pois o resultado vai ter um aspecto artificial e pode até atrapalhar cirurgias futuras. E vale também dizer que esses procedimentos devem ser sempre usados com bom senso e em quantidades moderadas para melhorias.

O preenchimento é buscado por todas as idades e de diferentes gêneros no Brasil. A maioria são mulheres que buscam preencher todas as regiões: maçã do rosto, bigode chinês, rugas de marionete, mandíbula, queixo, bochechas, olheiras, lateral dos olhos e lábios. Mas só especialistas podem realizar esse procedimento. Claro que qualquer tratamento feito com agulha pode gerar um pequeno desconforto, mas é algo totalmente tolerável.

Dados da Sociedade Brasileira de Cirurgia Plástica (SBCP) indicam que mais de 1,5 milhão de procedimentos estéticos são feitos no país todos os anos.

O preenchimento pode ser realizado com ácido hialurônico, gordura, polimetilmetacrilato (PMMA), hidroxiapatita de cálcio e outras substâncias, porém, nem todas proporcionam um resultado bom, e algumas podem gerar complicações futuras. O produto mais utilizado que proporciona resultados melhores, mais naturais e mais seguros é o ácido hialurônico. Harmonização facial em geral, como rinomodelação e preenchimento de lábios, mandíbula, têmporas, malar, olheiras e sulco nasogeniano, estão entre os chamados procedimentos estéticos não cirúrgicos.

Quando realizado por profissional habilitado, com experiência, utilizando produto de qualidade, o preenchimento pode ser uma alternativa segura. Mas é preciso conhecimento profundo da anatomia da face.

Além disso, um médico não só deve ser capaz de realizar o procedimento, mas também ser habilitado a agir e a tratar uma intercorrência, caso ocorra.

PREENCHIMENTO NÃO PERMANENTE *VERSUS* PERMANENTE

Aqui, vou trazer alguns pontos importantes sobre os materiais absorvíveis pelo organismo e os não absorvíveis. Materiais absorvíveis, como o colágeno, o ácido hialurônico, o dextran, o ácido polilático e a hidroxiapatita, são chamados de "preenchimentos não permanentes". Já os materiais não absorvíveis, como a parafina, o silicone líquido, o Teflon® e as partículas de metacrilato ou de PMMA, são chamados de "preenchimentos permanentes". A não absorção desses produtos pode desencadear um processo inflamatório, que, em alguns casos, pode se tornar crônico, sendo necessário o tratamento com doses altas de corticoide por um período prolongado.

> **O uso de preenchimentos implica a responsabilidade médica de injeções precisas e o planejamento dos níveis de injeção e das áreas de melhor eficácia.**

Isso acontece porque os produtos não absorvíveis, embora muitas vezes tragam um bom resultado, podem, por algum processo inflamatório do corpo, infecção ou manipulação dessa região, desencadear uma reação do corpo a esses produtos. Com isso, o corpo reage e tenta absorver esses produtos, porém não consegue, levando a um processo inflamatório sério, com dor, vermelhidão e inchaço. O único modo de resolver esse problema é com altas doses de corticoide, ou, em alguns casos, com a retirada desse produto, que é extremamente difícil e complexa pelo fato de ele ter sido injetado em tecidos saudáveis; e ao retirar esses produtos, o tecido saudável precisa ser preservado e ressecado. Outra complicação é que os produtos não absorvíveis podem se deslocar e migrar para outras regiões do corpo; e como o produto injetado nessa área é permanente, ele acaba deixando o rosto deformado.

<u>O uso de preenchimentos implica a responsabilidade médica de injeções precisas e o planejamento dos níveis de injeção e das áreas de melhor eficácia.</u>

O que acontece é que técnicas como o PMMA no rosto para amenizar a falta de uniformidade da pele está sendo utilizada indiscriminadamente em função de seu baixo custo. Como o controle de suas vendas não é restrito, qualquer profissional pode aplicar, e isso se torna bastante problemático. Além disso, apesar de ter a vantagem de ser permanente, seu uso deve ser evitado.

Fato é que devemos cuidar do nosso rosto desde sempre, e isso começa em casa, nas pequenas atitudes que podemos ter no nosso dia a dia e que são capazes de atrasar o processo de envelhecimento. Fazer procedimentos estéticos não significa cuidar da pele; pelo contrário, pode causar um efeito reverso, como vimos até agora. Novamente, não sou contra procedimentos quando feitos por um profissional qualificado; apenas procuro gerir as expectativas dos pacientes e alertá-los sobre os perigos, sempre lembrando que a beleza deve ser cuidada também por nós mesmos.

ACESSE O QR-CODE PARA VER IMAGENS DE PROCEDIMENTOS TRATADOS NESTE CAPÍTULO

CAPÍTULO 4

Cuidados com a pele

"Há rugas onde havia sedas, sou uma estrutura agrandada pelos anos e o peso dos fardos bons e ruins."

LYA LUFT

Já falei um pouco sobre anatomia, os cuidados internos, o olhar integrado que devemos ter. Agora, vamos trazer novas dimensões sobre a pele.

Gosto de abordar todos os aspectos porque lido diariamente com mulheres insatisfeitas com sua aparência física, e de nada adiantaria meu trabalho se apenas "remendasse" os estragos causados pela má alimentação ou por hábitos ruins de vida.

Precisamos estar todos alertas para o que podemos fazer no dia a dia que possa minimizar os danos trazidos pelo tempo e, principalmente, observar o que a falta de cuidados básicos pode acarretar.

Quando falo de cuidados básicos, posso estar falando simplesmente de tirar a maquiagem e fazer uma limpeza noturna na pele ou apenas beber água várias vezes ao dia. Porque, enquanto falarmos apenas sobre medicamentos, cirurgias e procedimentos, as mulheres nunca saberão gerir suas expectativas e nunca estarão preparadas para uma eventual cirurgia.

Aliás, antes de qualquer procedimento, indico a leitura de um e-book por meio do qual a paciente recebe todas as informações acerca dos cuidados pré e pós-operatórios.[4]

---

4. Você pode acessar o ebook no seguinte link: https://rebrand.ly/ebook-deep-plane.

Estando ciente do que vai acontecer ao longo do processo, a paciente entra mais segura e sai mais satisfeita. Ela participa ativamente do processo, sabe escolher o que é melhor para ela, tem uma noção maior dos resultados e entende quais são os efeitos positivos e negativos de cada procedimento.

Não há dúvidas de que a cirurgia é um recurso excelente.

Eu quero que você tenha a liberdade de escolher o que mais possa te beneficiar. Mas, para isso, é preciso se munir de informações – que muitas vezes estão desconexas e soltas por aí.

Como cirurgião, sei que é algo eficaz, com uma taxa de satisfação impressionante e que é capaz de mudar a vida da pessoa para melhor.

No entanto, volto a reforçar: a cirurgia também nem sempre é a única opção. Em certos casos, o próprio paciente pode resolver o seu problema por meio do autocuidado, seja com uma alimentação melhor, uma suplementação eficiente, seja eliminando hábitos nocivos para a pele e para a saúde em geral.

O fato é que, mesmo assim, o tempo se mostra implacável, e, em algum momento, a flacidez, as rugas e a perda de colágeno poderão nos levar a um consultório. Então, se chegou este momento na sua vida, saiba que existem inúmeras maneiras não cirúrgicas de cuidar da pele. Trabalho ao lado de dermatologistas incríveis que realizam um trabalho impecável, e, sempre que posso, trocamos figurinhas acerca de tudo que pode beneficiar os pacientes em geral. Portanto, este livro é resultado de um olhar criterioso – porque sempre fiz questão de ser transparente com meus pacientes.

Quero que você tenha a liberdade de escolher o que mais possa to beneficiar. Mas, para isso, é preciso se munir de informações – que muitas vezes estão desconexas e soltas por aí.

A vitamina A é um grande aliado da pele. Ela é um ativo que age na renovação celular e na síntese de colágeno. O retinol, que está presente nessa vitamina tão preciosa, tem o poder de amenizar a flacidez e trazer uma aparência mais firme e uniforme para a derme. Os retinoides são substâncias com ampla utilização na dermatologia e com excelentes respostas quando bem indicados. Estão diretamente relacionados à concentração e o tempo de uso. Eles agem inibindo enzimas que danificam a estrutura do colágeno e estimulam a produção da elastina, que ajuda na sustentação da pele, atenuando os sinais do envelhecimento.

Hoje, aliamos o retinol ao ácido hialurônico, substância produzida pelo nosso próprio organismo e que mantém sustentação e a hidratação da pele, nos cuidados com os pacientes. Cuidar de dentro para fora é tão importante quanto de fora para dentro, mas, quando isso não é possível, aí, sim, avaliamos o uso de preenchedores.

É importante saber que existem preenchimentos de tamanhos distintos de moléculas, sendo que, quanto menor a molécula, mais delicado o trabalho. E aí entra um fator fundamental: a densidade, que mede o grau de concentração da molécula compactada. G Prime é um estudo de propriedades viscoelásticas, relacionado à capacidade de determinado material manter sua forma conforme sofre algum tipo de estresse. Pode ser muito baixa, como um gel, ou mais firme.

Resumindo, se a ideia for volumizar, utilizo um G Prime mais baixo, que é um produto não palpável que se espalha muito bem; em outras palavras, quando quero construir, aumentar ou projetar algo e preciso de um produto firme, que sustente isso como uma viga, utilizo um G Prime mais alto, mais firme, que provavelmente também será palpável. Por exemplo, para dar projeção ao nariz do paciente, com o G Prime mais alto é possível aumentar a ponta do nariz e obter o resultado desejado.

Moléculas pequenas são perfeitas para se fazer um trabalho delicado, como na região da olheira, dos lábios; já as moléculas grandes servem para dar volume e preenchimento às bochechas.

Moléculas com a densidade mais baixa serve para um preenchimento que tem a finalidade de uniformizar a pele; já as mais densas permitem estruturar algumas regiões do rosto.

Como disse anteriormente, existem preenchimentos de diferentes qualidades, e cabe ao profissional qualificado fazer a melhor escolha possível. Portanto, ele precisa ter experiência no assunto.

TIPOS DE PREENCHEDORES

O objetivo do livro é mencionar um pouco de tudo. Quero que você entenda sobre envelhecimento facial e, ao mesmo tempo, saiba o que e quando usar determinados cosméticos em sua pele. Eu decidi me dedicar obsessivamente para criar um produto que atendesse às pessoas, com qualidade no dia a dia. Fiz uma parceria com um laboratório renomado e desenvolvemos produtos para os cuidados do dia a dia. No final deste livro existe um apêndice com o que cada produto traz de benefícios para a pele. Vamos dar uma rápida olhada no que há de interessante hoje no mercado.

Eu gosto de usar a linha Juvederm e Restylane. Para trabalhos mais detalhistas, existem os preenchimentos menores, como o Volbella, que serve para aplicar em volta dos olhos, e os preenchimentos com moléculas grandes da linha Volux, que dão mais volume e aumentam o queixo. Além disso, sou a favor de usar preenchimentos com densidade maior G prime, por exemplo, o Restylane Lyft, que reestrutura várias áreas, como a região malar e do nariz.

Além deles, existem os bioestimuladores – um deles é o Radiesse (hidroxiapatita de cálcio). Dependendo da diluição, o Radiesse pode funcionar como preenchimento em áreas profundas, e, se você o diluir um pouco mais, poderá usar superficialmente. Ele é um produto que em si não dá volume, mas age por processo inflamatório e estimula a formação de colágeno onde é aplicado. Assim, melhora o aspecto da pele e estimula a produção de colágeno. O Sculptra, que é o ácido polilático, também é um estimulador de colágeno, e seu objetivo é muito parecido com o do Radiesse, mas seu uso é mais superficial.

O fio de PDO, que é um fio de ácido polilático, também tem a ação de promover a ação de colágeno. É uma boa ferramenta, mas dentro das indicações, da faixa etária e dos limites. Com isso, quero dizer uma grande verdade, que ninguém nunca revelou: se você colocar um fio de PDO em uma mulher com trinta e poucos anos, tem uma boa chance de ter um resultado satisfatório; no entanto, se for feito em alguém na faixa dos cinquenta ou mais, essa pessoa provavelmente não vai ter o resultado que ela imagina, pois os fios são muito fracos. Apesar de serem bastante utilizados, não sou muito a favor deles, pois eu nunca vi um paciente plenamente satisfeito com eles (falaremos dele em mais detalhes mais adiante neste livro).

A seguir, temos uma explicação mais detalhada de cada procedimento citado, apenas para conhecimento. Não se esqueça de sempre consultar um profissional sobre determinado tratamento.

Porém, cuidado com o preenchimento em grandes quantidades, como no caso da harmonização facial, pois isso pode gerar problemas. Ao se preencher muito volume na face, esticamos a pele; e como os produtos são absorvíveis, a pele esticada ficará mais flácida do que era anteriormente. Desse modo, cada vez que o procedimento é realizado, será necessário utilizar uma quantidade maior de produto, o que, com o tempo, deixará o rosto com aspecto muito cheio.

É importante pensar nisso porque hoje as pessoas se preocupam muito com não ter um corpo estranho em seu corpo (preocupam-se com o que comem, estão retirando as próteses de silicone para evitar a doença de silicone – ou síndrome de ASIA), porém, quando injetam um produto produzido sinteticamente em altas quantidade e com muita frequência, esse produto pode também provocar problemas de saúde. Porém, nos últimos anos, observamos uma diminuição na procura pela harmonização orofacial.

ÁCIDO HIALURÔNICO

Com o tempo, é inevitável que marcas de expressão, sulcos faciais, rugas e sinais de envelhecimento fiquem visíveis em nossa pele. Por isso, manter a elasticidade, recuperar o colágeno e a consistência da pele é um desafio.

Para as marcas de expressão, os sulcos faciais e as rugas, o preenchimento com ácido hialurônico é um dos tratamentos possíveis. Ele é um açúcar natural do corpo que retém líquidos, mantém a pele hidratada e mantém sua estrutura.

Com uma técnica pouco invasiva, o procedimento consiste na aplicação do ácido sobre o local desejado, geralmente com uma injeção e pomada anestésica. Além dessas vantagens, diferentemente de outros procedimentos, o paciente precisa sim ter alguns cuidados após o preenchimento, mas não é necessário ficar em repouso.

Na prática, os resultados do preenchimento cutâneo duram de doze a dezoito meses. Com o ácido hialurônico, as rugas são literalmente preenchidas e as linhas de expressão ficam com um aspecto mais suave e discreto.

Além dessa finalidade, essa técnica também é muito indicada para pacientes que querem aumentar os lábios, contornar a maçã do rosto e corrigir o chamado "bigode chinês" (sulco nasogeniano).

É preciso entender, porém, que o preenchimento pode apenas camuflar o problema, já que muitas rugas surgem devido a uma queda no tecido. Preencher estas rugas pode "dar uma camuflada". E, quando preenchemos muito a região malar, da maçã do rosto, devemos ter cautela.

O volume excessivo pode levar ao aspecto de rosto cheio e sempre serão necessários "mais produtos" conforme ele for sendo absorvido. No entanto, seu uso é muito bem indicado para pacientes jovens, cuja queda da face é leve.

Todo procedimento estético precisa de uma avaliação médica, e é sempre indicado que o paciente alinhe suas expectativas com a realidade. Com efeitos impressionantes, o preenchimento cutâneo é sim uma alternativa para as marcas do tempo, mas é importante lembrar que o envelhecimento é um processo natural.

Por isso, além do procedimento estético, nunca é demais reforçar alguns cuidados como:

- **cuidar da alimentação;**
- **hidratar-se regularmente;**
- **evitar o excesso de exposição ao sol.**

Linhas Juvederm e Restylane da Galderma

Pessoalmente, sempre utilizo produtos de qualidade, e gosto muito de usar a linha Juvederm e Restilane da Galderma. Não tenho nenhum conflito de interesse com essa marca, mas quero compartilhar a minha experiência com esses produtos. Talvez o nome não seja familiar para você, mas a marca é da empresa Allergan, fundada em 1948 e mundialmente conhecida pelo pioneirismo no Botox.

A linha é a marca de preenchedores faciais número um do mundo. Ela oferece ao todo sete produtos diferentes – tanto para restaurar volume, quanto para preencher rugas, sulcos, realçar volume ou definir contorno facial.

Durante a sessão de tratamento, esse gel é injetado em pontos predeterminados. Em apenas quinze minutos, o tratamento estará concluído e as áreas começarão a ficar mais cheias, mais lisas e mais jovens.

O processo de injeção é bem tolerado pela maioria dos pacientes porque o gel injetável é formulado com lidocaína, um anestésico local, para minimizar a dor.

Os preenchedores são tidos como procedimentos não cirúrgicos e são aprovados pela Anvisa para suavizar rugas moderadas. Gosto de usar a marca que traz uma consistência suave em sua composição.

Laser CO2 fracionado

Pessoalmente gosto bastante do laser de CO2, porém, por ser muito doloroso e poder gerar um pouco de crosta, e, consequentemente, ficar dois ou mais dias visíveis, ele acabou perdendo seu espaço no ambiente ambulatorial. Todavia, para tratamentos de pele, ele ainda continua sendo um dos melhores. O laser geralmente é indicado para tratamentos estéticos de rejuvenescimento da pele, sendo ótimo para o combate de rugas, linhas de expressão e flacidez do rosto, para a melhora da textura, para a remoção de manchas escuras e para a suavização das cicatrizes de acne.

O laser CO_2 age queimando uma camada superficial da pele, estimulando uma nova camada mais jovem. Isso ajuda a eliminar rugas menores e uniformizar a pele, deixando o rosto com um aspecto mais juvenil.

A intensidade no qual o Laser de CO_2 é aplicado depende muito da indicação de cada paciente. Porém, quanto mais forte a intensidade na hora da aplicação, mais dolorido é o pós-operatório.

Por isso, gosto de aplicar quando a paciente já está em uma cirurgia, pois, além de estar anestesiada, de qualquer forma, ela terá de ficar de repouso em casa nos primeiros dias de pós-operatório.

O laser fracionado não queima toda a área da pele e sim deixa pequenas áreas íntegras. Assim, a paciente consegue se recuperar mais rapidamente. O laser só não é indicado para pessoas que têm cicatrizes muito profundas ou queloides, alguma doença de pele, como vitiligo, lúpus e herpes ativos, e que estão fazendo uso de alguns medicamentos, como anticoagulantes.

Antigamente, o laser CO_2 fracionado não era indicado para pele negra. Mas, hoje, existem lasers mais modernos, como o SmartXide Punto, da marca DEKA, que pode ser aplicado em peles mais escuras sem causar queimadura, manchas ou hiperpigmentação; e gosto de usar esse laser porque confio no excelente resultado (veja as Imagens 4.3 e 4.4).

Toxinas botulínicas

As toxinas botulínicas funcionam bloqueando os sinais dos nervos para os músculos, suavizando as rugas e relaxando os músculos. Para o tratamento das linhas de expressão, como temos na região frontal e nos pés de galinha do olho, a toxina botulínica, seja qual for a marca e o resultado, ainda é a melhor. E isso depende da pele de cada paciente. Mesmo as rugas voltando depois de um tempo, orientamos a reaplicação de seis a doze meses. Os outros tratamentos podem complementar, mas ele trata a causa, que são as rugas de expressão.

As diferentes marcas se diferenciam no tipo da toxina e na composição das proteínas que acompanham. Se estamos falando de toxina botulínica, o que nos vem à cabeça é o Botox. Ele é tão comum hoje em dia que quase não se ouve falar de outras marcas. Porém, existem outras muito usadas também, como o Dysport e o Xeomin.

Sculptra e Radiesse

Sculptra e Radiesse são procedimentos cada dia mais em alta para tratamento e prevenção do envelhecimento da face. Eles fazem sucesso por seus resultados naturais, uma vez que promovem apenas estímulo de colágeno natural da própria pele – e não a preenche. Lembrando que o Radiesse deve estar na diluição correta.

Eles melhoram elasticidade, firmeza, combatem flacidez, reduz linhas finas, mas não alteram o formato do rosto nem os volumes, não correndo o risco de gerar um resultado artificial.

Tanto o resultado do Sculptra quanto o do Radiesse são progressivos, naturais e sustentáveis. Em 28 dias após a aplicação, começa o estímulo celular, e, em três a quatro meses ocorre o pico de ação em que o paciente pode ver os resultados. Porém, na primeira vez, indicamos duas a três sessões com intervalo de um mês e manutenção de uma sessão ao ano.

Em relação a resultado, tanto o Sculptra quanto o Radiesse podem corrigir perda substancial de volume e flacidez da pele. A diferença é que o Sculptra melhora mais a luminosidade da pele enquanto o Radiesse realça mais os contornos. É importante observar que os bioestimuladores (no caso, o Radiesse) não criam resultados imediatos, já o Sculptra, por conter material sintético em sua fórmula, já consegue produzir um efeito em algumas semanas ou um mês até alcançar o resultado desejado.

Além disso, o Radiesse fornece um efeito volumizador mais imediato (devido à sua natureza altamente viscosa) combinado com o benefício de longo prazo da produção prolongada de colágeno. Ele é considerado melhor também para tratamento de flacidez corporal de celulite.

A aplicação é feita com a diluição de ambos os produtos em anestésico. Antes de injetar o material, também podemos passar um creme anestésico no local para minimizar o desconforto do paciente, além de usar cânulas para minimizar o trauma das agulhas. Após o procedimento, é importante – principalmente no Sculptra – massagear a área tratada por alguns dias e aguardar os resultados.

Como todos os produtos, eles devem ser aplicados com cautela, por conta do alto teor inflamatório que esse procedimento pode causar. Dependendo da quantidade e do período em que foi aplicado, pode dificultar muito a cirurgia logo após a aplicação por conta do grande processo inflamatório, pois o resultado pode ser inferior.

Em suma, é preciso ter bom senso e utilizar uma quantidade pequena e moderada. Além do mais, é preciso avaliar bem a indicação, pois já vi muitas vezes aplicações em quantidade em regiões com flacidez considerável; o problema é que, além de o paciente gastar muito dinheiro e esse procedimento dificultar um processo cirúrgico no futuro, ele não teve nenhum ganho estético com isso. Porém, fazendo o procedimento quando o procedimento quer uma melhora leve na qualidade dos tecidos, principalmente na região da face, ele traz um resultado satisfatório para os pacientes independentemente da idade.

Plasma rico em plaquetas (PRP)

É importante que você saiba que o PRP é um procedimento não liberado pela ANVISA no Brasil, mas muito utilizado no resto do mundo, por isso faremos apenas uma rápida menção a ele neste livro.

O PRP é uma técnica medicinal que consiste em utilizar o sangue do paciente como tratamento. Só para você entender melhor: o sangue é composto de células brancas, vermelhas, plasma e plaquetas. Quando centrifugado, as hemácias do plasma são separadas para que se tenha o PRP.

O plasma é a porção que contém os fatores de coagulação, que influenciam na cicatrização de tendões, ligamentos, músculos, cartilagens e ossos. O plasma rico em plaquetas repara o processo de regeneração dos tecidos, apresentando propriedades anti-inflamatórias e regenerativas quando são injetados nos tecidos que queremos promover uma melhora.

Fios de polidioxanona (PDO)

Os fios de PDO é um produto bioestimulador que causa um efeito leve. Apesar de eu não aplicar esse procedimento, acredito ser de extrema importância falar sobre suas limitações, pois hoje em dia está na moda, e é preciso ficar atento aos modismos.

Como disse várias vezes – e reforço aqui novamente –, não existe fórmula milagrosa que impeça a ação do envelhecimento. Porém, os fios de PDO podem retardar esse processo, estimulando a proteção do colágeno.

Atualmente, existe no mercado uma infinidade de tipos e modelos de fios, e isso pode acabar trazendo um pouco de confusão para alguns pacientes. De forma geral, existem dois tipos: os absorvíveis (fios silhouette e fios de PDO) e os não absorvíveis, ou seja, os permanentes (fios grossos, fios de ouro, fios búlgaros). A diferença entre essas duas categorias é o tipo de material que compõe o fio. Os fios de PDO são biocompatíveis, absorvíveis e estimuladores de colágeno (lembrando que se trata mais de um processo inflamatório do que de uma estimulação). O procedimento se dá através da inserção dos fios na pele que se fixam nos tecidos da face por uma espécie de "garras". Ao causar um efeito de sustentação, esses fios puxam os tecidos e, assim, gera um efeito imediato de Lifting Facial, que ameniza a flacidez. Não realizo esse procedimento porque, como já disse anteriormente, acho o resultado dele muito limitado.

Porém, é importante lembrar que, quando o paciente é mais jovem, o resultado é leve e bem indicado; a partir de certa idade, ele não traz o resultado esperado. Por ser um procedimento que induz o próprio organismo a estimular colágeno, os efeitos rejuvenescedores são "relativamente tardios" comparados aos resultados imediatos fornecidos pela toxina botulínica e preenchedores.

Enxerto de gordura

Hoje em dia, a Lipoenxertia, que consiste em retirar a gordura de uma parte do corpo do próprio paciente para aplicar em outra região, também faz parte da cirurgia da face. Retiramos cerca de 30 ml de gordura do abdômen ou das coxas do próprio paciente, o que dura cerca de dez minutos. O paciente não sente nem mesmo percebe que algo foi retirado. Depois de centrifugar e filtrar, temos de separar dois tipos de gordura: o microfat e o nanofat. No microfat, utilizamos um filtro específico que filtra apenas as células de gordura; o objetivo dessa separação é aplicar as células de gordura no paciente para volumizá-lo. Utilizamos esse microfat na face para volumizar algumas regiões da face, porém, a tendência hoje é utilizá-la mais como acabamento, em vez de enxertar tanto no rosto, para não o deixar muito redondo. Ele é muito utilizado em regiões em que, com a idade, há uma absorção óssea, como envolta do nariz e na região das olheiras, e também em outras regiões nas quais identificamos a falta de tecido, pois, fazendo isso, conseguimos volumizar e reconstituir o volume ósseo e subcutâneo perdido. A segunda modalidade é a Nano Fat, que é filtrada de tal maneira que sobram apenas as substâncias regenerativas. O Nano Fat pode ser injetado nos tecidos cuja qualidade desejo melhorar (onde há rugas mais profundas e rugas mais superficiais), ou também podemos aplicá-lo na modalidade que chamamos de *delivery*, que é quando passamos o laser na pele e este faz as "queimaduras", ou seja, perfurações na pele; com isso, aplicando o nanofat, o tecido absorve essa gordura.

    E por qual razão fazemos isso? A gordura emulsificada possui recursos benéficos que podem tornar o enxerto mais adequado para aplicações clínicas do que outras abordagens baseadas nas células tronco.

É dessa forma que se promove a bioestimulação para combater o envelhecimento multifatorial que surge com a perda óssea e a flacidez dos músculos e da pele. A Lipoenxertia é um cruzamento entre preenchedores autólogos e biológicos (Veja a Figura 4.1).

O preenchimento com gordura na área das bochechas tem feito sucesso entre mulheres, pois fica natural. No entanto, a Lipoenxertia pode muitas vezes ser exagerada e trazer um resultado artificial, sem contar que os hormônios, após a menopausa, podem mudar de comportamento, deixando uma face mais pesada. Ou seja, o excesso de preenchimento também traz um resultado terrível.

Fato é que o velho aspecto plastificado foi abandonado e o "provisório" acaba abrindo espaço de uma vez por todas para a cirurgia qualificada. Segundo a Academia Americana de Cirurgia Plástica e Reconstrutiva Facial, existe hoje uma demanda sem precedentes por cirurgias faciais estéticas nos Estados Unidos; e essa tendência está chegando ao Brasil.

Diante de tantas tendências internacionais, a pergunta é: será que devo fazer uma cirurgia plástica? Se sim, qual é a hora certa? É sobre isso que falaremos no próximo capítulo.

Enxertia de gordura

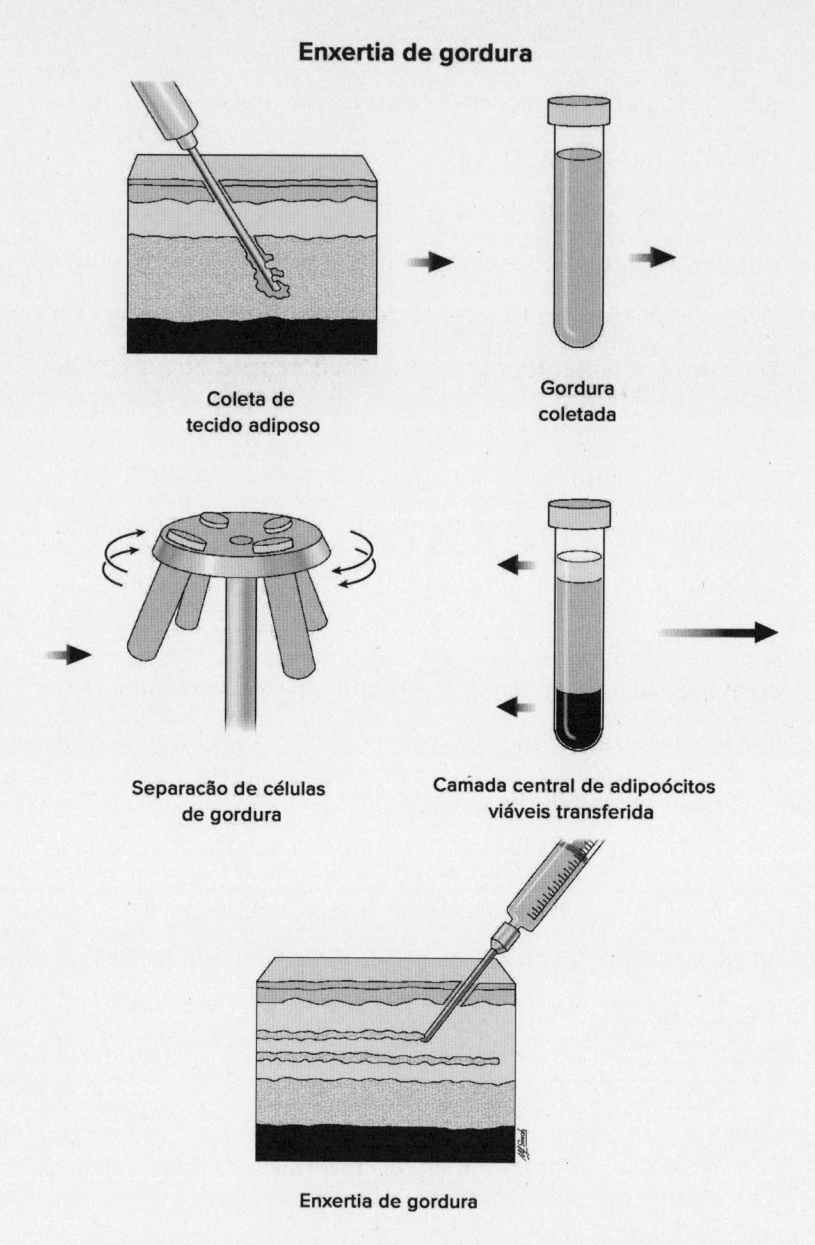

Coleta de tecido adiposo

Gordura coletada

Separação de células de gordura

Camada central de adipoócitos viáveis transferida

Enxertia de gordura

Figura 4.1 Lipoenxertia: coleta, preparo e injeção da gordura.

ACESSE O QR-CODE PARA VER IMAGENS DE PROCEDIMENTOS TRATADOS NESTE CAPÍTULO

CAPÍTULO 5

A cirurgia plástica

"A beleza é a eternidade a olhar-se no espelho. Mas vós sois a eternidade e o espelho."

KHALIL GIBRAN

Vejo o medo da cirurgia plástica como o medo de andar de avião. Todo mundo tem medo, mas é o método mais seguro para se viajar graças ao checklist antes da decolagem. Se estiver tudo certo, o avião decola. O mesmo acontece com uma cirurgia: se você escolher um bom cirurgião, que sabe o que faz e é especialista naquilo, que tem toda uma equipe e protocolos para cuidar e acompanhar, faz os exames e diagnosticou que está saudável, tem boa indicação e opera em um hospital bom com infraestrutura de segurança, tudo está extremamente seguro para um bom resultado.

O importante é ter tudo 100%. O checklist precisa ser completo para ter uma cirurgia segura.

A evolução das cirurgias tornou tudo mais seguro e eficaz. Aqui, quero explicar um pouco como se deu a evolução dos melhores resultados, como também os mais seguros e naturais na cirurgia de face, que é a área na qual atuo. Na primeira geração de cirurgia, a pele só era solta e esticada. Na segunda geração, soltávamos a pele bem e costumávamos "costurar" a musculatura por cima dela por baixo da pele sem liberá-la e reposicionamos a pele solta da musculatura. Hoje, vemos a terceira geração das cirurgias de face.

Atualmente, qual é o diferencial? Soltamos pouca pele e entramos abaixo da musculatura da face e do pescoço, liberando todas as conexões dela com o osso e, assim, conseguimos posicionar com eficácia, deixando um aspecto natural, já que a pele acompanha a musculatura com suas fixações e não fica um aspecto repuxado.

> *O importante é ter tudo 100%. O checklist precisa ser completo para ter uma cirurgia segura.*

Se antes o aspecto era de uma pele 'repuxada', ao liberar a musculatura conseguimos colocá-lo na posição que queremos (lembrando que a pele tem conexões com o músculo), e assim a pele acompanha esse reposicionamento. Desta forma, atingimos os resultados que tanto buscamos, ou seja, natural e sem a pele repuxada.

Outro detalhe da técnica é que entramos abaixo da musculatura, perto da região flácida; com isso, ao reposicionar essa musculatura, a tração dos tecidos acontece mais próxima da área caída.

FACELIFT: SUAVIZANDO AS RUGAS

O *facelift* é um procedimento cirúrgico que levanta os tecidos da face, a fim de suavizar as rugas e as marcas de expressão do rosto e do pescoço. No *facelift*, gosto de associar outras técnicas, quando bem indicado, para melhorar os resultados: trabalhamos muitas vezes a pálpebra inferior, a pálpebra superior, sendo que na pálpebra inferior retiramos a bolsa de gordura ou a reposicionamos.

Com o tempo, a distância entre o nariz e a boca começa a alongar e o lábio fica fino, e essa uma técnica simples que encurta isso e reverte o lábio superior, dando volume e contorno, e também rejuvenescendo a face – isso é o lipfit.

Também gosto de associar a suspensão de sobrancelha com cortes pequenos escondidos por dentro do cabelo. Com tais cortes, liberamos as conexões ósseas do rebordo orbitário com ajuda de um endoscópio, e suspendemos e fixamos esses tecidos em estruturas rígidas e firmes.

Até usamos fixação óssea para conseguir reposicionar os tecidos e atingir um resultado bom e principalmente duradouro. Também uso para a suspensão de sobrancelha uma técnica descrita por uma colega brasileiro e denominada Gliding Brow Lift (GBL), que é uma técnica fácil, rápida e com bons resultados. Também trabalho com Lipoenxertia em face (como já mencionei anteriormente). Nesse procedimento, pegamos gordura no corpo em pequena quantidade, separamos com preparos especiais e injetamos onde queremos volumizar ou melhorar a qualidade na pele, como no caso de sulcos acentuados que, mesmo que o rosto seja repuxado, podem ter depressão pela perda óssea que temos com o tempo e a idade.

E algo que associamos em quase 70% das cirurgias é o tratamento da pele com laser de CO_2, como também já falamos anteriormente. Lembrando que a cirurgia trata o reposicionamento da musculatura e dos tecidos. Por isso, aproveitamos a cirurgia, a anestesia e o pós-operatório, e aplicamos o laser de CO_2.

Dentro do procedimento de *facelift* completo, existem duas técnicas mais avançadas que associamos muitas vezes juntos, o Deep Plane e o Deep Neck. Juntas, essas técnicas trazem o resultado na face e no pescoço. Na cirurgia da face, o tratamento do pescoço e da face ocorre normalmente em conjunto. A técnica aplicada na face é o Deep Plane estendido, e no pescoço, o Deep Neck.

DEEP PLANE

A atenção e os holofotes para a técnica do Deep Plane ganharam mais vida. As pessoas cada vez mais buscam uma aparência natural para o envelhecimento. Muitas delas acabam esgotando toda a energia com tratamentos dermatológicos não invasivos e buscam técnicas que resolvam de uma vez por todas o problema que as incomoda.

A razão pela qual técnicas como o Deep Plane têm recebido atenção é que ele levanta a pele e o músculo como uma só unidade e reposiciona a gordura das bochechas e a musculatura. Dessa forma, como a pele não está separada da estrutura mais profunda da pele, a elevação vem de baixo do músculo. E o resultado é uma aparência lisa e natural em vez de aquele aspecto "esticado".

É assim que o resultado fica mais natural, já que o suprimento de sangue para o rosto continua e a cicatrização é bem mais rápida.

Só para você ter uma dimensão de como é feita a cirurgia, os principais ligamentos faciais que suportam o rosto são levantados como se fôssemos reconstruir as "vigas" do rosto, com a finalidade de termos um resultado que dure mais tempo.

Um dos princípios do lifting profundo é que levantamos os tecidos verticalmente contra a gravidade e recriamos o rosto da juventude. A principal pergunta nesse caso é: quanto tempo "dura" um procedimento como esse. E a resposta é um bálsamo para mulheres: o resultado rejuvenescedor dura de 10 a 15 anos, em média.

A técnica do Deep Plane pode ser aliada a um trabalho com o pescoço. Tive uma paciente que operei cuja queixa principal era falta de definição de mandíbula e já tinha operado e feito um mini lifting com outro cirurgião e não ficou satisfeita com o resultado porque não tinha conseguido essa definição. Por que ela não ficou satisfeita? Porque o mini lifting não libera as fixações do músculo, e, desse modo, o reposicionamento da musculatura somente com a costura feita superficialmente é muito ineficiente e a ação em cima do pescoço, pequena. Assim, o resultado em geral é mais fraco e, no pescoço, menor ainda.

Fizemos um Deep Plane estendido – que solta a musculatura da face, solta a musculatura do pescoço, separa ambas, a musculatura da face sobe e reposiciona tudo, a do pescoço vai por baixo da mandíbula, a mandíbula se destaca e não é coberta pelo músculo, e o músculo vai por baixo dela, repuxando todo o pescoço, dando a definição da mandíbula. O resultado foi perfeito (veja a Figura 5.1).

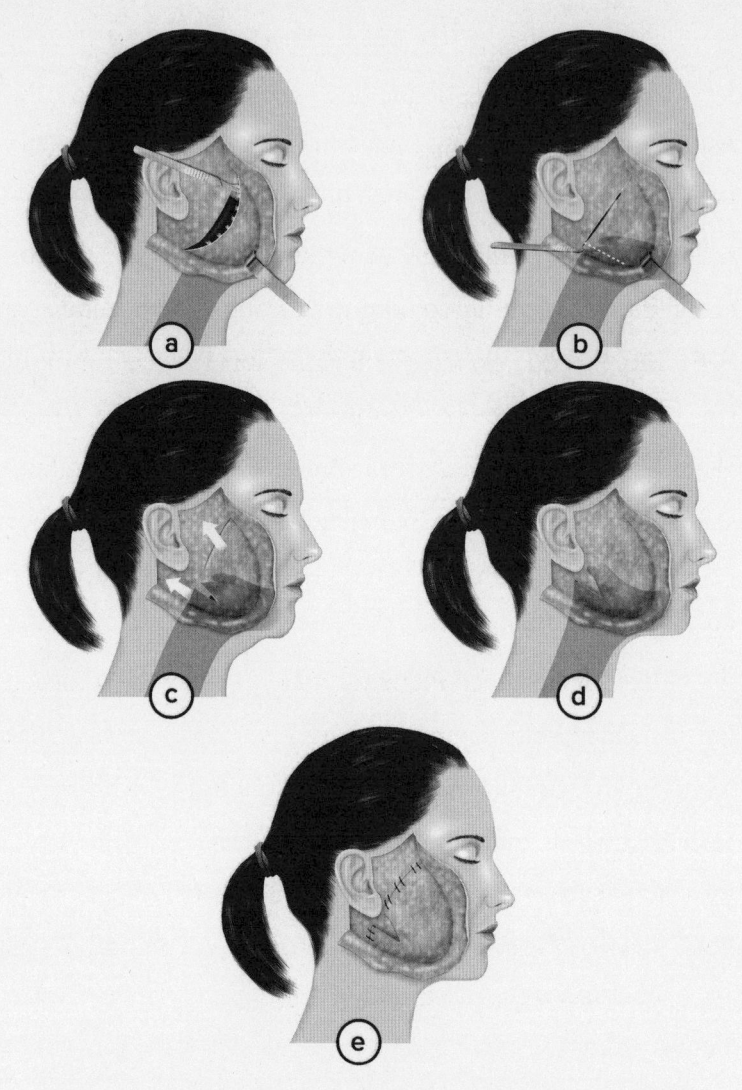

Figura 5.1 Deep Plane estendido. (a) Abertura da musculatura da face (SMAS) e liberação de seus ligamentos; (b) abertura da musculatura do pescoço (platisma) na lateral e sua separação do SMAS; (c) reposicionamento destes planos profundos; (d) definição da mandíbula já é desenhada; e (e) fixação dos tecidos reposicionado

DEEP NECK

Já no Deep Neck, tratamos, na região do pescoço, a musculatura superficial, a gordura profunda, a musculatura profunda e, muitas vezes, as glândulas submandibulares, glândulas que em geral fazem volume. Seria uma cirurgia em que o pescoço é completamente mudado e a aparência se transforma.

O SMAS, do qual falamos na face, continua como um platisma no pescoço. O platisma abaixo do queixo se junta com o lado contralateral. Entre os dois platisma de cada lado na linha média existe uma conexão. No envelhecimento, essa conexão entre ambos começa a se perder e, por isso, perde-se sustentação e firmeza, e então o músculo começa a cair.

Como ele age como uma estrutura que suspende tudo que está abaixo dele, no envelhecimento ele fica flácido, abre e começa a ceder. Com a idade, as estruturas por baixo aumentam de tamanho e as gorduras profundas aumentam e perdem sustentação e volume (veja a Figura 5.2).

Uma lipo superficial funciona se a pessoa é jovem. Em outras palavras, fazer uma lipo traz um resultado interessante, mas não adianta fazer isso em uma pessoa de 50 anos com pescoço flácido e caído. Isso não funciona simplesmente porque a camada de gordura superficial é retirada e fica tudo ainda mais visível.

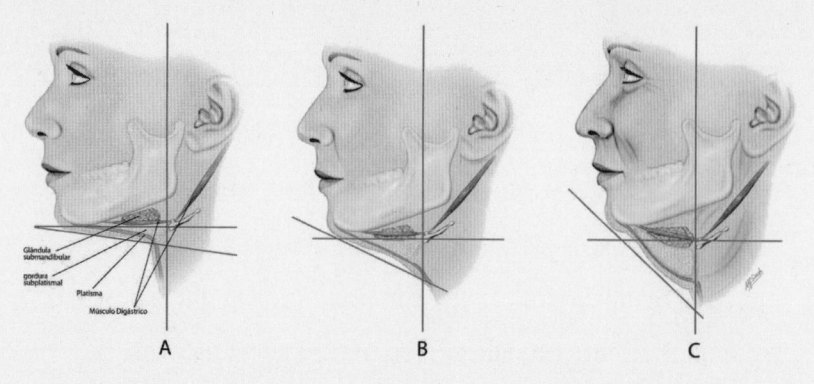

Figura 5.2 Envelhecimento no pescoço; musculatura superficial perde a sustentação e as estruturas profundas aumentam de volume.

Por isso, o tratamento do pescoço envelhecido é o Deep Neck. O que fazemos com esse pescoço profundo? Tratamos a gordura profunda, as glândulas e a musculatura juntamente com a estrutura de sustentação.

É importante você saber que a continuação do SMAS para baixo muda de nome: é o platisma. Diminuímos as estruturas profundas e a tratamos, como já expliquei anteriormente. Costuramos esse platisma no meio e fazemos uma costura firme (empurramos tudo para dentro). Associando o Deep Plane estendido, a costura é feita na lateral para dar uma boa tração e uma boa definição para essa região – em resumo, é isso que acontece.

Esse é o raciocínio do tratamento do envelhecimento do pescoço, por isso que conseguimos resolvê-lo tão bem, pois face e pescoço formam um conjunto. E é por isso que a lipoaspiração funciona em jovens que só têm gordura abaixo da pele e não envelhecimento profundo (veja a Figura 5.3).

As pessoas me perguntam quando é indicado determinado procedimento, e eu costumo dizer que é muito simples. Quando é indicada a cirurgia da face, do Facelift, por exemplo? Se você faz a movimentação de puxar a pele do rosto e gosta do que está vendo, tente o Facelift. Mas a pergunta que fica é: como sabemos se é a hora de um Facelift?

Deep Neck Lift

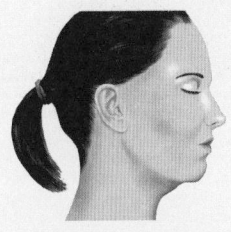

Tratamento do pescoço volumoso, flácido e falta de angulação

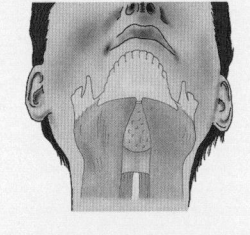

Acessamos as estruturas profundas do pescoço por um pequeno corte no queixo

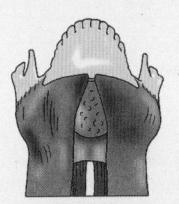

A musculatura superficial que sustenta o conteúdo do pescoço com a idade se separa e apresenta uma flacidez

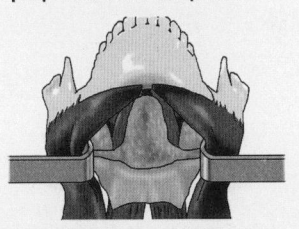

Abaixo, encontramos as estruturas do pescoço profundo (deep neck)

Figura 5.3 Tratamento do Deep Neck ilustrado. (*continua*)

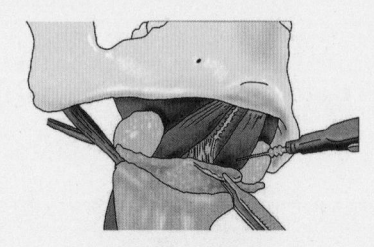

Retiramos a gordura profunda

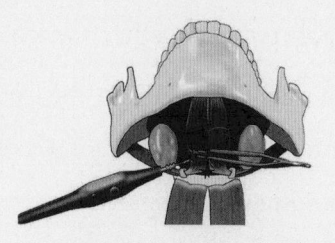

Liberamos estruturas que angulam melhor o pescoço

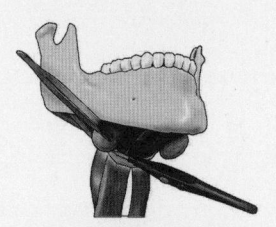

Tiramos também parte das glândulas, se estiverem muito grandes

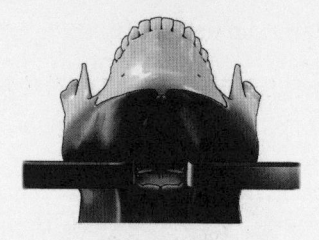

Costuramos a musculatura profunda

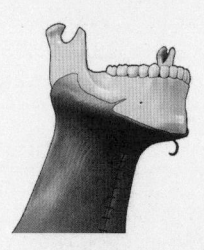

Costuramos a musculatura superficial (platisma), suspendendo todo o conteúdo reduzido

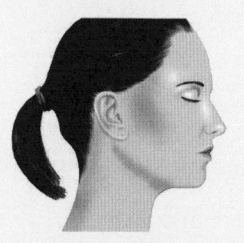

Assim, conseguimos um bom resultado no pescoço

Figura 5.3 Tratamento do Deep Neck ilustrado.

ESPELHO OU CALENDÁRIO?

Quem define a melhor hora de se fazer uma cirurgia? A imagem ou a idade? Muitas pessoas fazem a si mesmas essa pergunta. Será que é hora de fazer uma cirurgia ou será muito cedo? Enquanto algumas mulheres se percebem envelhecendo antes dos quarenta, outras só se dão conta do passar do tempo quando chegam aos sessenta. Por isso acredito que não é o calendário ou a idade que determinam o tempo certo de se fazer uma cirurgia, e sim como essa mulher se sente diante do espelho. Em outras palavras, quando você vê sua imagem refletida no espelho, o que pensa? Sente-se segura?

Algumas conversas as mulheres só permitem quando estão entre as mais íntimas. Com o médico, isso só ocorre quando estabelecem uma relação de confiança. Já outras pessoas postam nas redes sem medo de ser felizes quando fazem algum procedimento, como foi o caso de Marc Jacobs, que recentemente admitiu que passou por um *facelift*. A internet ficou em polvorosa, todo mundo surpreso, afinal, diante de tantas máscaras e filtros, alguém finalmente contou a verdade, e o designer trouxe luz para um assunto que antes era discutido às sombras: quando é hora de retocar o visual?

Acredito que se sentir bem com a própria aparência é fundamental para uma vida saudável, e não digo isso só porque sou cirurgião plástico. O que vejo depois do retorno de minhas pacientes é que o nível de satisfação delas com relação à vida muda drasticamente. Elas se tornam mais corajosas diante dos desafios, como se a autoestima lhes fosse devolvida.

Acontece que cada pessoa lida com o espelho de uma determinada maneira. Sendo assim, envelhecer é uma jornada pessoal. Todavia, não tem idade para definir quando é a hora de um procedimento. Muitos afirmam que depois dos 45 seja a hora, no entanto, cada vez mais vejo mulheres em torno dos 39 em busca de informações precisas sobre bons procedimentos.

Querer rejuvenescer é mais do que pura vaidade. Muitas vezes está ligado a uma melhora na carreira, na vida em geral, uma vez que, restaurando a aparência do rosto, a pessoa se sente mais segura e feliz.

Se é hora ou se você acredita que só o calendário pode dizer isso, não sabemos. O envelhecimento facial, no entanto, é um processo gradual, complexo e multifatorial – resultado de mudanças na qualidade, no volume e na posição do tecido facial.

Um rejuvenescimento facial bem-sucedido e que deixa a mulher com uma aparência natural requer um acompanhamento preciso de um cirurgião que seja especialista na área de cirurgia facial estética.

Sempre que buscar por uma cirurgia, lembre-se de que a ideia é ter um rosto mais juvenil. E repito: cuidado com os modismos, pois eles entram, as pessoas fazem, percebem que não fica legal e acabam se decepcionando.

Hoje, o enxerto de gordura mostrou-se uma ótima opção e usamos para regeneração dos tecidos na medicina regenerativa, que é uma área que promete muito e é usada em conjunto na cirurgia facial. Por isso, entenda de uma vez por todas que cirurgia é algo invasivo. Porém, com as técnicas atuais, sendo realizadas em centros cirúrgicos com boa infraestrutura adequada e por profissionais especializados, ela é segura. E lembre-se de que modismos sempre existiram, e sempre existirá um bom *businessman* que vai fazer um supermarketing e vender isso para todo mundo.

Tive uma paciente chamada Christiane, que sempre cuidou da pele sozinha. Ela utilizava protetor solar todos os dias para evitar queimaduras do sol, mas, aos 39 anos, começou a frequentar os consultórios dermatológicos. Quando pisou pela primeira vez em uma clínica, Christiane descobriu que havia inúmeros procedimentos para preservar a beleza e ficou encantada com aquele universo que se abria para ela. Seu primeiro procedimento foi o Botox. A partir de então, anualmente, ela ia à dermatologista para fazer as aplicações.

Logo começaram os preenchimentos, e cada vez que ela pensava em fazer algo, a combinação de procedimentos saia caro, e o resultado não era imediato. Mesmo assim, ela estava satisfeita. Não sentia nenhuma questão em particular.

Até que começou a pandemia de Covid-19, em 2020. Christiane ganhou peso. Quando percebeu que a balança tinha subido, aos 49 anos, procurou uma nutróloga e fez uma grande desintoxicação.

O resultado é que ela perdeu muitos quilos – e, embora estivesse satisfeita com o peso, o rosto murcho, ficou caído, e o excesso de pele ficou visível. Da noite para o dia, ela se olhou no espelho e não gostou do que viu. Ficou incomodada com a sua aparência.

Christiane sempre foi de se cuidar. Mesmo casada, com dois filhos e trabalhando fora, ela nunca deixou de cuidar da aparência. E de repente aquele aspecto não a agradava mais.

Embora seus dermatologistas dissessem que ela não precisava de uma cirurgia, ela pensou bem até me procurar. Christiane conta que logo na primeira consulta comigo ela se sentiu segura e não tinha mais medo. Ela se queixava da pálpebra superior, e na hora eu soube exatamente de que ela precisava: tratar pescoço e rosto. Marcamos a data da cirurgia.

No dia, marquei o seu rosto, fizemos o Deep Plane estendido com as pálpebras. A cirurgia foi um sucesso.

Ela afirma que, apesar de as semanas do pós-cirúrgico não serem tão simples, o resultado permanecerá por dez anos, e que não se compara aos procedimentos que fazia a cada ano. Ela se sentia rejuvenescida – outra mulher. Sua autoestima melhorou.

É preciso ter cuidado ao escolher o tipo de procedimento a ser feito, avaliar riscos, benefícios, custo, e principalmente entender se essa decisão cabe no momento da sua vida.

"Talvez eu não estivesse preparada para fazer um procedimento cirúrgico anos antes, mas, aos 49, foi perfeito. Eu indicaria de olhos fechados", afirma Christiane.

Assim como Christiane, Solange também passou por um processo parecido. Tinha costume de ir ao dermatologista e começou fazendo preenchimento. Em um determinado momento da sua vida, optou por fazer uma cirurgia. Ela estava muito triste com a sua aparência, com baixa autoestima, achando-se velha e feia.

Aos 58 anos, ela me procurou se queixando do bigode que estava vincando, a face cedendo e o pescoço dobrando. Então, submeteu-se ao *facelift*.

"Graças à minha dermato, doutora Laura Shimizo, que sempre me animou a fazer um Lifting, e sabendo que o Dr. Thomas estava fazendo, ela nos colocou em contato e o desejo aumentou; não tinha ideia do tamanho, mas no fim nem pensei.

Hoje aos 58 anos, teria feito aos 55. Mas tudo depende do seu estado psicológico... Amei o resultado e o único arrependimento é que queria ter feito antes".

DA CONSULTA AO PÓS-CIRÚRGICO

Quando se decide fazer uma cirurgia de face, é preciso entender que o conjunto faz toda a diferença. Uma cirurgia de face faz o paciente se sentir quinze anos mais jovem. Mas a comparação deve ser feita consigo mesmo. O trabalho é um conjunto de coisas que farão com que o resultado seja satisfatório.

O paciente que tem interesse na cirurgia da face entra em contato conosco; depois disso, ele já recebe um material para se preparar para a primeira consulta, e então marcamos a primeira consulta, que é uma consulta de avaliação na qual examinamos, vemos quais procedimentos trarão maior resultado e, tendo os detalhes alinhados e uma data para cirurgia, fazemos nossa consulta pré-operatória. Como tudo na vida, é importante que o paciente esteja ciente de qual será o resultado e o que irá aguardá-lo no pós-operatório.

Muitos pacientes me perguntam por que me veem tanto no pré-operatório e pouco nos pós, e a resposta é que, embora os retornos sejam feitos por assistentes qualificados e equipe de apoio e enfermeiras, o mais importante é o "antes", no qual me dedico a entender o que o paciente quer e precisa.

A primeira consulta é a mais importante de todas, porque nela alinhamos o que será feito. É mais demorada, mas é preciso estar atento para saber se a cirurgia é indicada ou não.

Alinhamos as expectativas, mostramos e explicamos o resultado planejado ou se acredito que a cirurgia não vai trazer benefício, resultado; inclusive, se houver uma alternativa melhor, não indicamos a cirurgia.

Depois disso, deve ser feito o ajuste e o alinhamento de valores, definição de que exames devem ser feitos antes da cirurgia. É sempre bom investigar a saúde para ter 100% de segurança na cirurgia. Estando tudo certo, vamos para a consulta pré-cirúrgica, onde fazemos uma revisão de tudo.

Antes de qualquer cirurgia, é fundamental que você passe por uma avaliação médica e alinhe todas as dúvidas e expectativas com o cirurgião. Em algumas situações, é comum que mais de um médico avalie o caso antes da cirurgia.

Revisamos a conduta, exames certos, tudo alinhado, o pessoal do consultório passa todas as orientações. Vemos o paciente no dia da cirurgia, antes da cirurgia na sala pré--cirúrgica, faço todas as marcações com o paciente junto, e o paciente vai para a sala cirúrgica, que já está pronta para o receber.

O tempo de cirurgia pode variar: no Deep Plane e Face-lifting são necessárias umas três horas, a cirurgia de pálpebra pode demorar de uma hora a uma hora e meia, a colocação de gordura uns vinte minutos em média; em cinco horas temos uma cirurgia de face finalizada.

Terminando a cirurgia, o paciente acorda com a face enfaixada; deixamos um dreno bem fininho, que chamamos de *blake*, e eles são monitorados pelas enfermeiras do hospital; até colocamos uma enfermeira da nossa equipe para ficar fazendo compressas frias o tempo inteiro; então, o paciente dorme uma noite no hospital. O pós-cirúrgico é feito com as enfermeiras, e esse paciente fica sob cuidados e acompanhamento delas até em casa nas primeiras 36 horas.

No dia seguinte, damos banho, e então o paciente vai para casa. Com 48 horas, tiramos o dreno e o capacete. O paciente fica mais uma semana em casa e, em seguida, tira os pontos. Depois de dez ou doze dias, os pontos de trás são retirados e o paciente volta à vida social normal. O pós-operatório é tranquilo. Normalmente, não há dor e o incômodo é pequeno.

Com seis dias tira-se os primeiros pontos e neste acompanhamento é importante receber medicações padrões. Tudo com acompanhamento de fisioterapeuta para acelerar o pós-operatório e diminuir o inchaço.

Na primeira semana, há um inchaço que incomoda, mas, depois de duas semanas, o paciente tem vida normal. Em um mês, ele começa a ver um bom resultado, que vai melhorando com o passar do tempo; com três meses, é possível ver um resultado excelente. Com isso, temos uma evolução padrão e, com duas semanas, já é possível retomar uma vida social normal, mesmo com um certo inchaço e endurecimento do pescoço.

Para pacientes que têm pressa na recuperação, associamos a câmara hiperbárica – uma câmara de vidro em que ele entra e fica num ambiente de 100% oxigênio e uma pressão atmosférica elevada. Com isso, existem menos riscos de má cicatrização e uma recuperação mais rápida.

PROCESSO DE CICATRIZAÇÃO

Certa vez, operei uma paciente cujo maior medo era a cicatriz. Detectei isso e e expliquei a ela por que as incisões ficam praticamente imperceptíveis. A cicatriz da cirurgia de face é uma incisão rente ao cabelo, nos contornos naturais da orelha e atrás dela. Ela já fica camuflada, e só retiramos a sobra de pele após o reposicionamento da musculatura. Assim, não tem tensão sobre elas. O que determina a qualidade de uma cicatriz é a tensão que atua entre as duas bordas. Quanto maior a tensão, mais o corpo quer reforçar essa cicatriz, e, assim, ela fica mais grossa. Na cirurgia do Deep Plane, a tensão fica toda nos planos profundos (na musculatura), e, assim, não atua nenhuma tensão na cicatriz da pele.

Além disso, a cicatrização do rosto é excelente. Assim, tendo uma cicatriz camuflada, sem tensão e em uma área que tem excelente cicatrização, ela fica imperceptível. Por que não colocamos a incisão dentro do cabelo?. Hoje, tira-se no sentido do vetor vertical, e, no reposicionamento, sai muito mais pele. Se colocar a incisão dentro do cabelo, pode acontecer de sair até a costeleta do cabelo.

É importante falarmos sobre as complicações da cirurgia, e, no caso da cirurgia da face, temos duas: lesão do nervo e má cicatrização – o paciente pode, por exemplo, ter uma lesão dos nervos da mímica – no Deep Plane Facelift esse risco é igual ao das cirurgias de face convencionais. Porém, a boa notícia é que essas complicação é rara e, quando acontece, é de fácil resolução e em geral se resolve espontaneamente no período de 1 a 3 meses.

ACESSE O QR-CODE PARA VER IMAGENS DE PROCEDIMENTOS TRATADOS NESTE CAPÍTULO

CAPÍTULO 6

Como escolher um profissional?

"Eu não tenho ídolos, tenho admiração por trabalho, dedicação e competência."

AYRTON SENNA

Muitas pessoas, quando estão convencidas de que querem uma cirurgia plástica, acabam caindo em mãos erradas. Profissionais com falta de conhecimentos e de especialização e até profissionais antiéticos existem em todos os lugares, e muitos profissionais podem colocar seus bons planos a perder.

Já vimos um considerável número de pessoas insatisfeitas com o resultado de suas cirurgias, por isso muitos médicos acabam se especializando em cirurgias corretivas. E a falta de cuidado ao escolher um bom cirurgião pode prejudicar você.

Na maioria das vezes, acreditamos que todo médico é qualificado para tudo. Pode acreditar: de acordo com dados do Conselho Regional de Medicina de São Paulo, cerca de 90% dos médicos que respondem a processos éticos profissionais relacionados a cirurgias plásticas não possuíam o título de cirurgiões plásticos. Ou seja, tem muita gente por aí tentando parecer médico cirurgião plástico sem a devida especialização.

Por isso, existem cuidados básicos, como uma verificação no Conselho Regional de Medicina, para saber se o tal médico é habilitado, já que a formação de um cirurgião requer 12 anos de estudo, sendo seis como médico. Logo, é clara a diferenciação e especialização.

Porém, hoje, o que se tornou um critério de pesquisa e referência é o Google ou as redes sociais, e isso pode ser perigoso. Você deve se lembrar do médico com quase 1 milhão de seguidores que foi preso por procedimentos que custaram a vida de pacientes.

Saber tudo sobre o profissional, desconfiar sempre, agendar uma consulta para sanar todas as dúvidas e duvidar quando o valor for muito abaixo do mercado é algo que deve ser feito para sua própria segurança.

Sabe-se que, em muitos casos em que o problema acaba sendo grande, os locais não possuem sequer alvará de funcionamento. A cilada parece estar clara, mas muitas pessoas ainda caem em armadilhas.

Também sabemos que é mais prático pedir referências de pessoas que você conhece e sabe que usaram os serviços de um profissional, já que quem já fez algum procedimento pode dizer a respeito do cirurgião e da cirurgia. É importante lembrar, no entanto, que não adianta pegar referência de uma amiga que colocou prótese com um médico e usar essa mesma referência para face: precisa se informar sobre o médico! Além disso, também é importante lembrar que cirurgia da face realmente precisa de alguém que tenha essa *expertise!*

TOME NOTAS

Se você tem interesse em fazer uma cirurgia plástica, não deixe de conferir a seguir algumas dicas de como escolher cirurgião plástico.

- **Verifique se ele possui cadastro ativo no Conselho Regional de Medicina e título de especialista (RQE – Registro de Qualificação de Especialista) cadastrado no Conselho:** a primeira coisa a se fazer é verificar se o profissional em questão tem cadastro ativo no Conselho Regional de Medicina, com habilitação para a área de cirurgia plástica. Esse cadastro é uma das formas de ter certeza que o profissional realmente tem as qualificações necessárias.

- **Confirmar se o profissional é filiado à Sociedade Brasileira de Cirurgia Plástica (SBCP):** o profissional não precisa ser, obrigatoriamente, associado à Sociedade Brasileira de Cirurgia Plástica (SBCP). No entanto, a filiação também é uma forma de comprovar a experiência, e que ele também atende às regras que a entidade tem, que são super-rígidas. Essa é uma ótima dica na hora de saber como escolher cirurgião plástico.

- **Currículo do profissional:** é importante pesquisar um pouco sobre o currículo do profissional. Ou seja, conferir sua formação, em qual Universidade, onde fez residência, local da especialização, quanto tempo de experiência e títulos extras. Além disso, é interessante conversar com outros pacientes daquele médico para chegar a uma conclusão satisfatória.
- **Fale pessoalmente:** muitas pessoas utilizam apenas as redes sociais para falar com profissionais. Contudo, ninguém garante que o indivíduo em questão simplesmente não pegou uma foto de um procedimento e disse que foi ele quem fez. Por isso, é sempre recomendado conversar pessoalmente e até mesmo pedir recomendações a amigos, familiares e outras pessoas que tenham passado pelo procedimento cirúrgico que você deseja fazer.
- **Certifique-se de que a área em que o cirurgião atua é a área de especialidade dele:** em outras palavras, para fazer uma cirurgia na face, procure alguém com especialização nessa região, pois isso faz uma grande diferença.
- **Investigue o que as pessoas falam sobre ele nas redes sociais:** analise com cuidado e procure verificar se as informações a respeito do profissional são verdadeiras; inclusive, procure conversar com as pessoas que

comentaram para ter mais certeza; é claro que essas informações não são determinantes, mas podem ajudar bastante na escolha do profissional.

São esses cuidados básicos que permitem que você tenha mais segurança na sua escolha. Fazendo isso, evitará dores de cabeça no futuro por conta do procedimento. Agora que você sabe como escolher cirurgião plástico. Não deixe de colocar as dicas apresentadas em prática na hora de avaliar um profissional para realizar o seu procedimento. Certifique-se de que ele é do corpo clínico de grandes hospitais de referência.

Além disso, também é fundamental que você faça consultas com vários médicos. Quando estiver com sua lista de médicos, marque as consultas com todos para saber o que cada um vai fazer e como eles deixam você segura. É importante se sentir à vontade para perguntar, e principalmente para entender se ele quer responder todas as suas dúvidas. Uma questão fundamental é falar sobre valor *versus* qualidade do trabalho, lembrando que o barato que sai caro é muito comum por aí; portanto, perceba que quando se trata do seu rosto, não há espaço para amadorismos.

Para termos uma ideia melhor do que estou falando, pense no seguinte: se você levar seu carro numa oficina, na pior das hipóteses, o mecânico fizer algo terrível, você pode jogar o carro fora e comprar um novo. Com o seu corpo não existe essa possibilidade. Ou seja, deu errado, terá de conviver com isso para sempre.

Outra questão importantíssima é: não vá fazer rinoplastia com o cirurgião que sua amiga colocou silicone. Se a cirurgia procurada é de um tipo, busque indicação com quem fez algum procedimento com aquele especialista. Por fim, um detalhe importante: antes da cirurgia, tenha detalhadamente as informações sobre o procedimento para entender as consultas do médico.

OBSERVE

Ao escolher um médico, sempre esteja atento a como ele tenta viabilizar a cirurgia. Se é a todo custo, desconfie. Observe as redes sociais do médico e leia tudo que puder sobre ele nas plataformas de busca. Veja onde ele opera e, principalmente, esteja com ele para saber se você se identifica com o profissional e ser humano que está diante de você, porque empatia e segurança são primordiais.

Se a sua amiga operou com ele, mas fez outro tipo de cirurgia, não adianta. Pesquise alguém que tenha feito o mesmo tipo de cirurgia que você fará. A indicação é boa, mas tem que ver a especialidade dele. Cada caso é um caso, e a experiência do cirurgião é fundamental. O Instagram é interessante para ver, mas não se pode acreditar nas fotos e imagens. Tem de haver um filtro seletivo.

As fotos do antes e depois no consultório também precisam ser analisadas; é preciso verificar se são reais mesmo. Se mostrar cicatriz, tudo bem, é preciso ver se estão naturais. Ou seja, é preciso ver com o olhar crítico e não deixar que ele mostre apenas coisas fantásticas.

Todos os meus pacientes recebem um e-book explicando as cirurgias e também o antes e depois, pois isso prepara o paciente para o que ele vai viver na consulta. Quanto mais bem preparado o paciente estiver, melhor é, pois, assim, ele consegue discutir e argumentar, e isso denota a segurança do médico.

Uma cirurgia para o rejuvenescimento facial é algo seguro. Realizo todos os dias e vejo que as pessoas saem extremamente satisfeitas. A cada sessão em que me deparo com um novo paciente, percebo como as pessoas estão cansadas de realizar procedimentos a cada seis meses e decidem efetivamente fazer algo, como a Christiane, de quem falei no capítulo anterior. Procedimentos estéticos são bons, mas têm seus limites, e não adianta persistir em algo que não dá o resultado desejado.

Assim como outras pacientes, ela é daquelas mulheres que perceberam que a cirurgia foi a melhor coisa que fizeram. Um grande investimento.

O incômodo do envelhecimento às vezes surge da noite para o dia. Num momento a pessoa está tranquila e de repente ela começa a se incomodar. Ou porque se percebe no espelho depois da correria do dia a dia, ou porque na vida profissional se depara com profissionais que estão mais jovens, e aquilo começa a deixá-la desconfortável.

Já vi queixas de mulheres que chegaram em reuniões de trabalho ou encontros amorosos e sentiram-se com a autoestima abalada. Um rosto envelhecido as fez perder a confiança de um dia para o outro.

Como o mercado é cada vez mais competitivo, elas acabam buscando na cirurgia alternativas para melhorar a aparência. Quando chegam aqui, mostro as coisas como realmente são. Apresento todas as sugestões, mas não invento moda. Muitos médicos cirurgiões gostam de dar nomes para cirurgias inventadas para fazer um marketing sobre aquilo, mas no final não muda muita coisa.

Na cirurgia de face, por exemplo, cada cirurgião tenta patentear sua técnica, e isso não é nada além de tentar reinventar a roda, uma vez que confunde e não traz qualquer inovação. Além disso, tudo deve ser explicado, porque tudo gera medo e dúvida.

Antes de falar sobre cada uma das cirurgias, vamos falar de um ponto que todos gostam de saber: a anestesia.

PRECISAMOS FALAR DA ANESTESIA

Muitas pessoas têm medo da anestesia e não sabem que a anestesia geral evoluiu muito nos últimos anos, com medicações, monitorização, e se tornou a opção mais segura quando falamos de cirurgia.

A segurança na cirurgia é o mais importante, e é disso que precisamos. Todo procedimento, por menor que seja, têm risco, e é fundamental que numa cirurgia de face exista uma estrutura capaz de monitorar o paciente e assegurar que ele tenha segurança e uma infraestrutura caso haja alguma intercorrência.

É preciso observar se a pessoa tem uma idade mais avançada ou doenças associadas que podem trazer riscos. Muitos pacientes, quando eu explico que vamos fazer uma cirurgia geral, ficam assustados, mas, quando entendem que a anestesia é avançada em questão de monitoramento e medicamentos aplicados, eles se convencem de que ela é segura.

A estrutura da clínica, além da segurança na anestesia, tem dois pontos fundamentais: uma, sem dúvida, é se sentir seguro e bem cuidado, mas o outro ponto é o cirurgião e seu trabalho. Nesse sentido, quanto melhor a estrutura do cirurgião, melhor ele consegue focar um bom trabalho. Se o paciente não faz a cirurgia por medo da anestesia, isso se dá por conta da falta de conhecimento. Hoje, não vejo a anestesia geral como fator de risco em um paciente saudável quando realizada com os melhores recursos existentes. O risco que existe é a trombose venosa profunda. Apesar disso, não vejo a anestesia como fator de risco se o paciente passou pelo pré-operatório e não apresenta nenhum fator de risco.

A anestesia geral significa que o paciente dorme mais profundamente e aceita colocar um pequeno tubinho na garganta que faz toda a diferença; esse tubinho faz o paciente ser conectado a um aparelho de anestesia que mede em tempo real tudo o que se passa com ele e nos deixa ter 100% de segurança. Vejamos agora quais opções de anestesia temos.

ANESTESIA LOCAL

A anestesia local é desagradável para o paciente, já que ele pode estar sentindo tudo, e existe um limite de quanta medicação podemos colocar em questões de segurança dele, porque pode se tornar tóxica.

A segunda opção que temos é sedação, que pode incomodar, já que é segura por um curto período e significa dar a mesma medicação da anestesia geral baseado em um peso empírico para o paciente.

Se essa quantidade for fraca, ele pode acordar no meio da cirurgia, e, se for forte, ele pode entrar numa janela de risco. Isso é raro, mas existe. Quando isso acontece, ele afunda na sedação e a respiração começa a ficar insuficiente.

Quando falamos de anestesia geral, estamos falando de um monitoramento constante. Se falamos apenas de sedação, quando os medidores de sinais vitais apontam uma situação de respiração insuficiente, isso se dá porque ele já está há um tempo com dificuldades e, por isso, vai precisar que a sedação seja revertida rapidamente e ser colocado em uma posição segura para as vias aéreas. Nesse meio tempo, se isso acontece, você corre o risco de ter um problema grave, mas, em um procedimento rápido, esse procedimento pode dar certo.

A anestesia geral assegura que o paciente será bem assistido, uma vez que se coloca um tubo na garganta que o conecta ao aparelho e mede tudo em tempo real. No final das contas, não há a janela de risco, porque temos monitoramento real, imediato. Se qualquer problema for detectado, a situação de resgate é imediata. Além de tudo, a recuperação é bem parecida.

Hoje, conseguimos monitorar muito bem a quantidade de medicações e temos até mesmo um aparelho que colocamos na cabeça do paciente e medimos as ondas cerebrais (o BIS, ou Índice Bispectral). Isso nos torna aptos a ajustar as medicações de acordo com a necessidade do paciente.

Hoje, se alguém me perguntar se vejo uma anestesia como fator de risco para cirurgia, a resposta é não. O único risco que existe numa cirurgia seria de trombose venosa profunda. Ciente disso, damos a devida atenção. Todos os pacientes usam meia elástica e bota pneumática, e sabemos que cirurgia de rosto é de baixo risco. Se houver fator de risco de trombose, fazemos profilaxia medicamentosa de trombose.

Na anestesia geral, não damos relaxantes musculares e alocamos uma quantidade de anestesia local que o paciente não precise de relaxante nem de medicação para dor. O objetivo é deixar o paciente dormindo.

Com os avanços em medicamentos e na tecnologia de equipamentos para controle e monitoramento do paciente, a anestesia geral se tornou a mais segura quando bem indicada.

Devemos levar em consideração fatores muito importantes, como: doenças pré-existentes, exames pré-operatórios, profissionais competentes, equipamentos modernos e hospitais com infraestrutura adequada ao porte cirúrgico.

É de total relevância saber o histórico do paciente e ter uma avaliação clínica que permita indicar o procedimento, tendo em mente que o monitoramento adequado utilizando todos os recursos tecnológicos hoje acessíveis permitem o controle da frequência cardíaca, da pressão arterial, da oxigenação, das vias aéreas; a manutenção da temperatura corpórea; a prevenção de trombose e até mesmo a determinação do nível de consciência dos pacientes.

ACESSE O QR-CODE PARA VER IMAGENS DE PROCEDIMENTOS TRATADOS NESTE CAPÍTULO

CAPÍTULO 7

Procedimentos

LÁBIOS

O desejo do paciente por um lábio perfeito não vem de agora, e sabemos que a questão do lábio não é apenas de aumentar. Falamos de dar um contorno, preencher áreas, aumentar o filtro do lábio inferior, preencher a parte central. Por isso, é preciso conversar com o paciente para saber o que ele quer tratar no preenchimento do lábio, até mesmo para que o tiro não saia pela culatra.

As expectativas devem ser entendidas, afinal, o rosto é do paciente, e o cirurgião deve estar ali para moderar e observar o que é melhor dentro daquela expectativa. Depois de uma concordância, partem para a ação.

O que deve ficar claro desde o início da conversa é que nada deve ser feito sem que você se sinta 100% segura e que tenha tirado todas as suas dúvidas com seu cirurgião, tendo em mente que cada uma das regiões dá o seu efeito.

Tratamos muito mais a parte central, porém, ao preencher os lábios, podemos trabalhar o contorno, desenhar o arco cupido dos lábios, e podemos também volumizar. A Lipoenxertia em lábio muitas vezes não é uma boa opção. Como já mencionei anteriormente, a gordura tem um pequeno percentual, que é absorvido na face, porém, nos casos em que o paciente não tem tanto movimento na face, a taxa de absorção é pequena. Já nos lábios, como nos movimentamos muito, observamos que parte dele é absorvida. Para os lábios, o uso do ácido hialurônico mostra-se eficaz e menos imprevisível do que o uso da gordura.

A cirurgia de Lifting Labial é um procedimento que pode ser realizado tanto em pessoas de mais idade, para rejuvenescimento facial, corrigindo a queda natural do lábio superior, quanto em jovens, que têm como objetivo o aumento labial, já que elevar o lábio superior dá mais volume, expondo mais os dentes superiores e um sorriso mais harmônico.

Com o envelhecimento, uma das consequências é a perda de gordura nos lábios, fazendo com que eles cedam em virtude da perda de suporte. O Lifting de lábios é o procedimento mais indicado para quem deseja corrigir altura e volume dos lábios de forma permanente, evitando a necessidade de aplicações constantes de preenchimento labial.

Quando você ouve o termo Lip Lifting, ou Lifting Labial, em geral se refere a um Lifting de lábio superior. A operação pode ser adaptada para elevar diferentes regiões do lábio, tornando-o mais modelado e com contorno mais definido (veja a Figura 7.1).

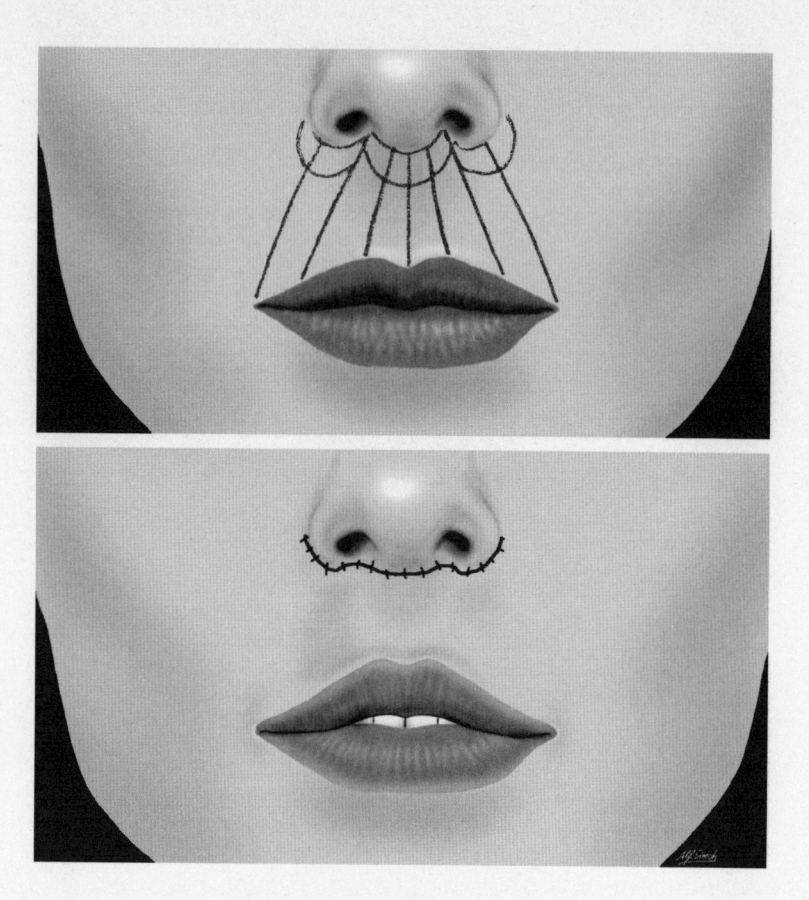

Figura 7.1 Desenho do Lip Lifting.

Ao corrigir os casos de pacientes que têm uma grande distância entre o nariz e o lábio superior, é conferida uma aparência mais harmoniosa com o resto do rosto. Por essa razão, existem pacientes mais jovens com lábio superior mais longo que se beneficiam imensamente dessa cirurgia. Quando realizado em pacientes mais velhos, ela restaura a aparência jovem do rosto. Gosto muito de procedimento e associo muitas vezes à cirurgia de face de Deep Plane, já que essa alteração sutil faz com que as pessoas pareçam anos mais jovens e rejuvenescidas.

PÁLPEBRA

Pálpebras caídas, pés de galinha, bolsas e olheiras de cansaço são sinais de envelhecimento comuns na região dos olhos. Para corrigir esses problemas, a blefaroplastia é uma cirurgia plástica que pode amenizar esse quadro, rejuvenescendo o rosto e proporcionando a melhora da autoestima e o bem-estar do paciente.

A blefaroplastia é a cirurgia plástica das pálpebras, na qual retiramos a sobra de pele, reposicionamos ou eliminamos as bolsas de gordura e amenizamos o caimento natural do envelhecimento. As pálpebras superiores caídas são o resultado do excesso de flacidez da pele, e as pálpebras inferiores, além do excesso de pele, ficam inchadas, e bolsas se desenvolvem com a idade em decorrência do prolapso de gordura embaixo dos olhos. Essas mudanças geralmente contribuem para uma aparência mais envelhecida.

Para a pálpebra superior, são marcadas todas as linhas e os vincos individuais delas para manter as incisões o mais invisível possível ao longo das dobras naturais. A incisão é feita e uma quantidade precisa de excesso de gordura, músculo e pele que estão contribuindo para o problema é removida.

Na inferior, a incisão é feita em um local imperceptível, apenas alguns milímetros abaixo da linha dos cílios e ao longo das dobras da pálpebra inferior. Mais uma vez, uma porção precisa de pele, gordura e músculos são removidos com precisão. Suturas extremamente finas são então utilizadas para fechar meticulosamente as incisões, minimizando assim a visibilidade de qualquer cicatriz. Na pálpebra, cada vez menos a gente tira as bolsas de gordura, principalmente na pálpebra inferior que deve ser reposicionada.

E por qual motivo surgem essas bolsas? Quando começamos a envelhecer, temos uma atrofia da parte óssea, e uma prega abaixo dos olhos começam a aparecer pela flacidez dos tecidos juntamente com a absorção óssea desse rebordo orbitário, fazendo com que as bolsas fiquem mais visíveis. Então, em vez de tirar essa bolsa e tudo ficar com aspecto mais afundado, você reestrutura a bolsa ou realiza a Lipoenxertia na área da absorção óssea, disfarçando o efeito.

Trabalhamos muito na região das pálpebras com a gordura preparada de nanofat, que já mencionei anteriormente, com foco em melhorar a qualidade dos tecidos com os fatores regenerativos da gordura.

Reposicionamos as gorduras de acordo com o procedimento. O objetivo é ter resultados cada vez mais naturais.

Não queremos o olhar de "cirurgia de pálpebra", um "estigma" do operado. Quem opera a pálpebra inferior, pode ficar com olhar um pouco diferente, e em homem geralmente fica com aspecto mais feminino; contudo, essa tendência está mudando, e as pessoas estão sendo mais cautelosas, sabendo que "menos é mais"; em outras palavras, é melhor tratar menos a pálpebra inferior do que tentar exagerar e ficar com estigma de artificial.

Pessoas mais velhas que já fizeram cirurgia de pálpebra ficam muitas vezes com aspecto de olhar "cadavérico", afundado pelo excesso de gordura retirada. Quando operamos, injetamos gordura no blefaro superior para dar um aspecto mais natural.

<u>Menos é mais, principalmente na pálpebra inferior.</u>

Outro aspecto importante é que o corte no blefaro superior tem de ser mais estendido. Isso é importante para resolver a prega lateral, uma queixa muito importante dos pacientes no pós-operatório (Veja a Figura 7.2).

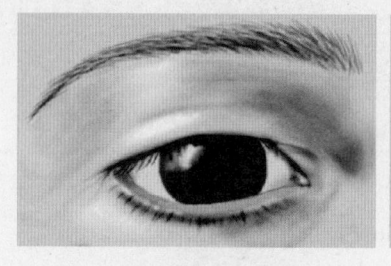

Excesso de pele e tecidos da pálpebra superior

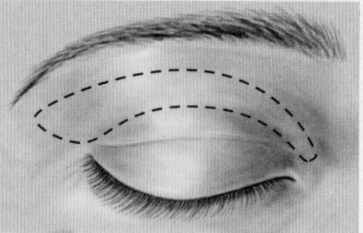

Remoção de pele (e gordura e músculo em alguns casos)

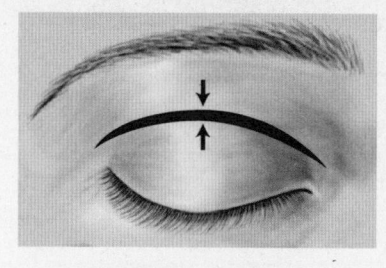

As bordas da incisão são suturadas

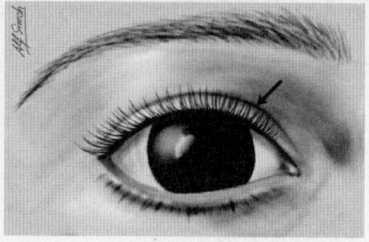

Cicatriz sob a dobra da pálpebra

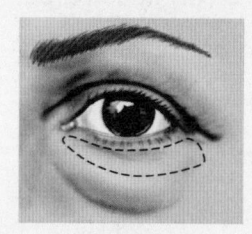

Excisão de pele

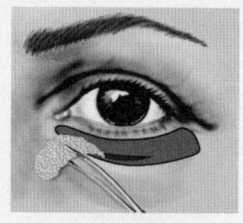

Remoção moderada de gordura

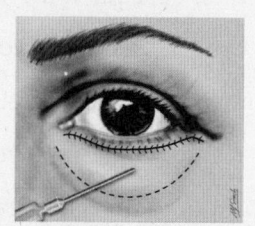

Enxertia de gordura para aspecto natural

Figura 7.2 Desenho de cirurgia da pálpebra superior e da pálpebra inferior.

RINOPLASTIA

A rinoplastia é uma das cirurgias mais procuradas pelas mulheres, mas não é tão simples como se imagina. Isso porque os princípios de rinoplastia mudaram.

Entre os diversos procedimentos de cirurgia plástica disponíveis atualmente, a rinoplastia (nome técnico para a cirurgia do nariz) é uma cirurgia que requer um conhecimento importante para ser realizada com excelência.

O nariz é um dos elementos mais marcantes do rosto de uma pessoa, e pequenas irregularidades no formato podem causar sérios problemas na autoestima do paciente. Atualmente, as técnicas de rinoplastia desenvolvidas conseguem corrigir essas imperfeições de forma a harmonizar a simetria facial e auxiliar no melhor funcionamento do sistema respiratório.

Além da harmonia com o rosto, na prática, a rinoplastia pode melhorar a respiração, o sentido do olfato, além de trazer mais qualidade de vida para quem sofre tanto com deformidades tanto adquiridas quanto congênitas.

Hoje, a técnica mais avançada para tratar a parte da cartilagem do nariz é a rinoplastia estruturada, que é uma técnica menos agressiva (resseca-se menos os tecidos) e que traz resultados mais previsíveis, naturais e esteticamente equilibrados para o rosto. É a técnica utilizada por cirurgiões mais experientes em procedimentos do nariz, separando todas as subunidades do nariz e normalmente retirando cartilagem do septo, fazendo as modificações das estruturas de forma precisa e reforçando a cartilagem modificada com o excerto de cartilagem nessa nova posição. Com isso, o resultado é muito mais duradouro e com menor risco de alterações futuras.

De forma geral, o médico avalia a proporção da face, os ângulos nasais, as características da pele e o que precisa ser melhorado também para a qualidade de vida. Por isso, é muito importante que a escolha do médico seja criteriosa, afinal, a rinoplastia é um processo artesanal e que requer habilidades precisas e certeiras para que tudo funcione conforme o esperado.

Muitos cirurgiões ainda fazem a rinoplastia clássica, que resseca quem tem excesso de cartilagem, porém essa ressecção de excesso de cartilagem provoca sequelas futuras por conta das forças cicatriciais.

Como as estruturas de cartilagem são muito delicadas, ao ressecá-las nós as fragilizamos, e é importante saber que em todo lugar que se opera atuam forças cicatriciais.

Na hora de o corpo fazer esse processo inflamatório, sobre os tecidos agem forças que atuam nesses processos inflamatórios em células que formam colágenos ou resquícios de fibras musculares. O processo cicatricial começa a puxar as partes para cá e para lá, como numa cicatriz de pele, e você percebe que ela começa a ficar meio apertada para se juntar — isso é uma força cicatricial.

O procedimento é basicamente este: apertam-se as cartilagens frágeis, e elas são cortadas ainda mais frágeis. Todavia, no médio e no longo prazos, com sete e dez anos, elas começam a se distorcer, porque não aguentam essas forças cicatriciais (como a que expliquei sobre a pele, lembra?), e aí você começa a ver o nariz pinçado, retrações da asa nasal, o osso mais aparente, com a cartilagem caindo.

São sequelas visíveis, por isso mudamos a rinoplastia para a cirurgia de rinoplastia estruturada. Nesta, modelamos a cartilagem e reforçamos a cartilagem com a cartilagem reposicionada e com a cartilagem totalmente retirada do septo, evitando, assim, que essas retrações cicatriciais no futuro modifiquem o que foi feito (veja as Figuras 7.3 e 7.4).

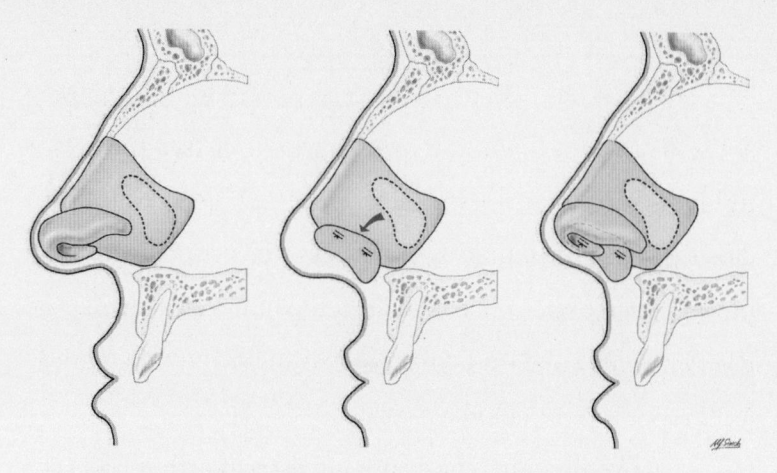

Figura 7.3 Rinoplastia estruturada. Tirando cartilagem do septo para reforçar o novo desenho e posicionamento da cartilagem.

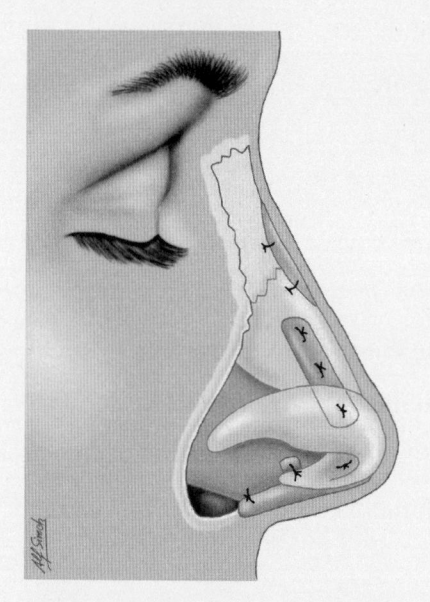

Figura 7.4 Rinoplastia estruturada. Um nariz já reforçado na nova posição.

Hoje em dia, em rinoplastia, ressecar menos possível, manter o máximo de conexões e ligamentos além de reforçar as estruturas modificadas com a própria cartilagem para assegurar o resultado no longo prazo são a base do processo. Muitos cirurgiões não especialistas adotam o método da rinoplastia clássica, informe-se antes.

Já na rinoplastia preservadora, emprega-se o conceito de como se tratar o dorso do nariz alto que se quer rebaixar sem precisar manipular estruturas essenciais, como o teto do nariz. Quando se quer baixar o dorso do nariz, geralmente tira-se o "teto da casa", fica-se sem teto e, depois, fecha-se esse teto, quebrando o osso nas laterais e estreitando o teto.

Esse teto, porém, funcionava e tinha uma proporção com o rosto, mas precisa ser quebrado, uma vez que, fechado dessa maneira, pode implicar dificuldade respiratória. Então, modifica-se a válvula interna.

Para isso não acontecer, o que a rinoplastia preservadora faz? Se o teto está aqui, ele é mantido íntegro. Tira-se uma parte da lateral e do meio, e o deixa desabar, mas ele permanece íntegro.

Isto é rinoplastia preservadora: manter o teto íntegro e tirar a base do teto para ele rebaixar inteiro. Isso é feito quando o dorso do nariz é alto. No conceito da rinoplastia preservadora, trata-se o dorso do nariz. Esse conceito é relativamente novo, e a minoria faz porque falta de prática e desconhecimento das novas técnicas.

Quando se faz a fratura do nariz e estreita-se a base do nariz ou a rebaixa, fratura-se o osso. Essa fratura pode ser feita com escopro e martelo, ou com um aparelho que se chama frequência ultrassônica – o nome disso é piezzo. Ambos trazem bons resultados. O piezo traz menos inchaço, mas depende do cirurgião.

No pós-operatório, gosto muito de indicar a isotretinoína (Roacutan), uma medicação indicada para acne, mas que afina a pele, porque a pele grossa esconde o resultado do que se faz com as cartilagens. Além disso, ele evita as contrações cicatriciais.

Se a contração vai ser forte e há o medo de fazer a rinoplastia estruturada e desestruturar o nariz, o roacutan é uma boa medicação. Porém, a indicação precisa ser feita com certos cuidados, como pedir exames prévios e uso de contraceptivos na mulher, já que ele é teratogênico.

Isso mostra o quanto é importante um médico, por mais experiente que seja, se atualizar. Não só se atualizar como ser um especialista. Rinoplastia secundária muitas vezes é mais complicada, uma vez que é possível que já se tenha mexido na cartilagem do septo e seja necessário pegar de outras áreas de orelha ou costela.

TÊMPORAS

No envelhecimento, muitas vezes as mulheres perdem a região temporal, e enxertar gordura na região temporal é tranquilo. É comum que exista a queixa de um "afundamento" acima da musculatura na mastigação, lembrando que o objetivo é o rosto triangular. Quando mais nova é, mais cheio em cima, e quando a pessoa vai envelhecendo, as têmporas ficam "cavadas".

Com o envelhecimento, isso fica evidente. Apesar disso, a mulher com esse tipo de afundamento – sinal de pele mais envelhecida – não chega ao consultório com esse tipo de queixa. Quando olhamos para a harmonia da face, podemos então sugerir esse tipo de enxerto.

Considerando um plano preexistente, enxertamos a gordura preparada já mencionada anteriormente, a qual denominamos macrofat, numa estrutura chamada fáscia temporal profunda, dependendo de cada caso, em quantidades de 5 a 10 ml na região para se obter um bom resultado.

ORELHA

A chamada "orelha de abano", que provoca desproporção no tamanho e no formato das orelhas, é um problema que atinge de 2% a 5% da população.

Para corrigir esse problema, a otoplastia é a cirurgia plástica mais indicada – na prática, a otoplastia é realizada por meio de uma incisão atrás da orelha. Durante a cirurgia, o médico tira uma pequena parte da cartilagem e faz todo um processo para que as orelhas fiquem na posição mais adequada possível, aproximando as orelhas da cabeça.

Os resultados da otoplastia em geral são muito positivos, e a cirurgia não deixa cicatrizes profundas, considerando que os pontos ficam escondidos atrás das orelhas. Porém, vale lembrar que não é todo caso que terá 100% de simetria, afinal, a própria natureza é assimétrica.

Quanto mais cedo a cirurgia for feita, melhor será o resultado. É comum que pais fiquem com receio em qual a melhor hora para realizar a otoplastia em crianças que já nasceram com as orelhas proeminentes, e não é à toa, afinal, a otoplastia é uma intervenção cirúrgica. Contudo, a faixa etária dos 5 aos 7 anos é bastante indicada para a cirurgia, pois, nessa fase, a orelha da criança está totalmente formada e, com o passar do tempo, a desproporção e o incômodo podem ser ainda maiores. Além disso, em muitos pacientes com o lóbulo grande e flácido, pode-se diminuir o lóbulo. É muito comum com a idade que o lóbulo aumente e fique flácido. Na cirurgia de face, muitas vezes aproveitamos para diminui o lóbulo ou até injetar gordura nele para melhorar o aspecto.

Quando o cirurgião fecha as incisões, automaticamente a pessoa fica com um curativo ao redor da cirurgia em forma de capacete por um período de 24 horas. Depois desse tempo, o capacete é substituído por uma faixa de compreensão, que precisa ficar no local durante um mês; e, para garantir o sucesso da cirurgia, o paciente precisa naturalmente ter alguns cuidados.

LIFTING FRONTAL

O Lifting Frontal é um procedimento cirúrgico para rejuvenescimento facial que eleva a sobrancelha, principalmente melhorando o contorno dela. Na sobrancelha, é importante que a parte lateral esteja mais alta.

Elevamos a pele e os tecidos da parte superior da face com o auxílio de uma câmera endoscópica com alta precisão, a fim de deixar o paciente com a aparência juvenil e atraente.

O método de escolha para o procedimento de Lifting Frontal realizado em nossa clínica é o por via endoscópica. Por incisões pequenas no couro cabeludo, vamos rente ao osso até a sobrancelha. É importante liberar todas as conexões da sobrancelha com o rebordo orbitário (osso) para esta realmente conseguir subir.

Após essa liberação, o tecido elevado, que é firme (pele do osso periósteo), é fixado com tração no próprio osso (a técnica do túnel ósseo) e em regiões fixas na lateral (pele do músculo – fáscia), para elevar a parte lateral. O objetivo é elevar e arquear as sobrancelhas, deixando cicatrizes praticamente imperceptíveis.

Por conta das incisões menores, os pacientes que realizam um Lifting Frontal com via endoscópica passam por um período de recuperação menor, retornando às suas atividades normais mais cedo e com resultados mais duradouros comparados aos métodos mais comuns realizados.

Não se trata só das linhas de expressão. Para ter uma elevação da sobrancelha duradoura, que dura mais de um ano, não basta só tracionar ou ressecar a pele. É preciso realmente tracionar em plano profundo, o qual precisa estar liberado das suas conexões do rebordo orbitário. Além disso, a fixação desses tecidos tracionados precisa ser firme!

O Lifting Frontal traz ótimos resultados quando realizado individualmente, porém, é possível ir além e renovar a aparência como um todo, utilizando-o em combinação com outros procedimentos. Por isso, uso com grande frequência no Facelift e Neck Lift!

O objetivo do Lifting Frontal não é erguer a sobrancelha a qualquer custo. É para ser um resultado sutil e, principalmente, mudar o contorno da sobrancelha, elevando a parte lateral (cauda) dela. Vale aqui mencionar que, particularmente, não vejo essa técnica como uma boa opção para tirar linhas de expressão da fronte, mas sim para elevar a sobrancelha.

Quero aqui também mencionar uma técnica que já mencionei antes e que é aplicada para elevar a sobrancelha. Uma técnica descrita por um colega brasileiro (Fausto Viterbo) que está ganhando cada vez mais popularidade no mundo: o Gliding Brow Lift. Nessa técnica, a pele da sobrancelha e acima dela é liberada da musculatura profunda. A pele, juntamente com a sobrancelha, são reposicionadas na altura e no contorno desejado e firmada nessa posição com pontos visíveis na pele, os quais são retirados após 2 dias. Após esses dois dias, a pele e a sobrancelha já se firmaram na nova posição. Chamamos esses pontos descritos por André e Luis Auervald de rede hemostática, que foi descrita inicialmente por eles como uma excelente ferramenta para se prevenir o hematoma na cirurgia da face. Eu, pessoalmente, gosto da rede hemostática como também do GBL (Gliding Brow Lift).

LIPOENXERTIA FACIAL

A Lipoenxertia Facial está sendo bastante utilizada nas cirurgias faciais como ja mencionei anteriormente. O objetivo dela não é colocar muito volume na face, embora isso tenha sido feito durante um tempo, mas sim trabalhar com ela como acabamento e volumizar em áreas em que realmente há uma perda de substância, como nos olhos, nos sulcos, no bigode chinês e até nas têmporas.

Não sou favorável a usá-la isoladamente, já que pode realmente trazer resultados um pouco decepcionantes. No entanto, em conjunto com a cirurgia facial Deep Plane e blefaroplastia, é possível acrescentar muito no resultado. Lembrando que temos dois objetivos: ganhar volume e filtrar de uma maneira que possamos trabalhar com substâncias regenerativas embutidas nelas.

Essa área da Medicina Regenerativa está cada vez mais sendo utilizada em conjunto. Como já mencionei nos capítulos anteriores, a Lipoenxertia Facial é uma das técnicas que acrescentou muito às cirurgias plásticas de Lifting Facial.

Diversos procedimentos de Lifting Facial foram criados com o objetivo de rejuvenescimento facial, a maioria deles sendo concluído em uma cirurgia mais extensa e com resultados menos naturais.

Algo que foi notado durante esse período é que o rosto envelhece não somente em virtude da queda pela falta de suporte, mas também por perder o volume natural de bochechas, na linha do maxilar e sob os olhos.

A lipoenxertia facial é um procedimento que utiliza a gordura retirada e purificada do abdômen ou de outras partes do corpo, nas regiões do rosto que perderam volume; e esse procedimento, além de oferecer resultados mais naturais, também contribui com a qualidade da pele e com a redução de pequenas rugas e imperfeições.

DEEP PLANE

Como essa é uma parte muito importante, quero falar um pouco mais sobre isso. O Deep Plane o e Deep Neck são as técnicas que mais revolucionaram o resultado das cirurgias plásticas facial e no Lifting Facial. A seguir, darei alguns detalhes.

Existem várias técnicas de Lifting Facial, mas vemos claramente uma evolução desta. Enquanto no início só soltávamos a pele, posteriormente foi padronizado, além de soltar a pele, também trabalhar a musculatura com costuras superficiais de modo que ela não seja liberada. E agora estamos na próxima geração, que é o Deep Plane e o Deep Neck. Assim, conseguimos, na minha opinião, trazer resultados mais expressivos e naturais.

O principal diferencial desse lifting é a atuação em uma camada mais profunda. Ele atua diretamente no SMAS, o Sistema Músculo Aponeurótico Superficial (vou explicar mais adiante como essa cirurgia funciona).

Ressalto também que hoje o Deep Plane Facelift e o Deep Neck estão sendo cada vez mais indicados não só como cirurgia de rejuvenescimento facial, mas também como uma cirurgia de embelezamento facial em pacientes mais jovens, sendo muito realizada em pacientes por volta dos quarenta anos de idade.

O principal objetivo do Deep Plane está na liberação e no reposicionamento das camadas musculares. Soma-se a isso o reposicionamento da gordura subcutânea e da pele fixas na musculatura, sem provocar tensão nos tecidos, resultando em uma aparência mais jovem, sem aspecto de pele esticada.

Como funciona essa cirurgia? Libera-se pouca pele, entra-se por baixo da musculatura do SMAS, soltando e liberando os ligamentos dos tecidos com o osso, para um reposicionamento mais natural do rosto e do pescoço. O resultado se dá na forma e no volume das bochechas, dando definição na mandíbula sem necessidade de preenchimento ou gordura.

Os principais ligamentos liberados são os zigomáticos, mandibulares e massetéricos; com isso, solta-se toda a parte dos tecidos, desde o SMAS, a gordura e a pele, os quais são posicionados de maneira mais eficaz e natural, criando uma aparência da linha da mandíbula mais nítida, um desenho do pescoço mais definido e as maçãs do rosto novamente mais volumizadas.

No Deep Plane, estendemos muitas vezes essa dissecção para o pescoço. Dissecando a musculatura do pescoço juntamente com o platisma, separando o SMAS, também o reposicionamos abaixo da mandíbula, permitindo o maior refinamento do pescoço e da linha da mandíbula com resultados mais duradouros (essa é uma variação do Deep Plane estendido).

Uma das maiores preocupações dos pacientes está na busca por resultados mais naturais, sem a aparência esticada comum nas técnicas tradicionais. A razão para as técnicas anteriormente resultarem em um aspecto muito repuxado é porque havia apenas a pele, ou não os ligamentos não foram liberados. Além disso, a tração dos tecidos era feita perto da orelha, e não na região onde realmente incomoda, ou seja, onde os tecidos caíram.

Como resultado, muitos cirurgiões acabam realizando a correção por meio de Lipoenxertia, muitas vezes fazendo com que as bochechas evidenciem a correção. Os tecidos, no entanto, caíram , afetando a definição da mandíbula. Nesse cenário, as famosas bochechas de buldogue incomodam o paciente ou voltam depois de pouco tempo.

Existem também outras técnicas profundas, como o High smas; mas qual é a vantagem do Deep Plane Facelift? Enquanto o Deep Plane vai abaixo da musculatura, onde estão as fixações dos ligamentos, e realmente perto da área que incomoda o paciente, o High smas libera só o tecido, o smas, longe dessa região que incomoda, perto da orelha, onde está bem aderida. Além disso, a dissecção do High smas termina normalmente onde há maior flacidez dos tecidos.

Resumindo, no Deep Plane não soltamos a pele da musculatura, mas liberamos a musculatura dos ligamentos perto da região onde realmente queremos agir, permitindo que posicionemos todos esses tecidos com muito mais eficiência e com aspeto mais natural.

No High SMAS, soltamos muito mais pele, mas não os ligamentos, e puxamos os tecidos musculares. Por isso, minha preferência claramente é o Deep Plane (que trata a face).

O Deep Plane é cada vez mais aplicado, requer conhecimento anatômico e, por essa padronização, respeitando os marcos anatômicos, o cirurgião consegue fazer uma cirurgia com segurança e risco mínimo de lesão para algum nervo. O risco é menor porque, onde as técnicas que não vão abaixo do SMAS costuram por cima deles, sem liberá-lo, na costura a agulha passa na musculatura por baixo dela sem enxergar por onde a agulha está passando.

É importante mencionar que a cirurgia Deep Neck (que trata o pescoço) mudou os resultados de nossas cirurgias de pescoço. Enquanto durante muitos anos só contávamos com lipoaspiração do pescoço, juntamente com a costura da musculatura medial do platisma, hoje esses conceitos mudaram. Praticamente só indicamos lipo para pacientes muito novos com gorduras abaixo da pele como já mencionei anteriormente.

Para entender o que acontece no envelhecimento, ao envelhecer, as conexões do platisma na parte mediana se soltam, e a sustentação que o platisma exerce no pescoço perde essa força; assim, os tecidos, juntamente com o platisma, cedem.

A gordura profunda, que chamamos de subplatismal, a musculatura profunda e as glândulas começam a aumentar, e então perdemos a sustentação do pescoço com o tempo; então, o conteúdo do pescoço aumenta.

O conceito aplicado no Deep Neck é diminuir o conteúdo do pescoço e refazer essa sustentação. Nosso tratamento não é tratar a gordura por baixo da pele, mas sim tratar a musculatura profunda, e, dessa forma, diminuindo a gordura profunda, fazemos novamente a costura do platisma na parte medial, dando uma boa sustentação na parte medial dele. Com isso, conseguimos atingir um bom resultado no pescoço.

Aplicando juntamente com o Deep Plane estendido, obtemos uma excelente definição da mandíbula e uma angulação do pescoço. O resultado, na primeira semana, é um inchaço, mas, depois de um mês, o paciente consegue ver um bom resultado; após três meses, fica impressionado; e, após seis meses, ele pode perceber um resultado fantástico.

A seguir, você lerá os relatos de uma paciente, que contam suas experiências com o processo, a cirurgia e o pós-cirúrgico. Com esses relatos, você, que está interessado em realizar uma cirurgia, entenderá um pouco melhor na prática a experiência e o impacto do procedimento cirúrgico.

O DEEP PLANE
por Renata Marques Daminski

Tenho uma conta no Instagram e, em algum momento, descobri o procedimento do Deep Plane. Sempre via em sites estrangeiros. Seguia páginas de procedimentos faciais e acabei encantada com o rejuvenescimento proposto.

Quando eu era encaminhada para esses sites, estava tudo em inglês ou alemão. Pesquisando, descobri que existia essa técnica usada principalmente na Califórnia. Era nova e reposicionava os músculos da face.

Entrei em contato com médicos e cirurgiões e, pelo nome, ninguém sabia da técnica.

Encontramos o Dr. Thomas Benson no Brasil; marquei uma consulta e fui muito bem atendida. De imediato, não tinha o dinheiro para a cirurgia, mas guardei o valor; assim que consegui 50% do valor da cirurgia, fui à clínica. A papada me incomodava, assim como a falta de definição da mandíbula e bigode chinês.

Marcamos a cirurgia, e fiz a Deep Plane na pálpebra e o Lifting Labial. Foi super tranquilo e não senti nada; tive uma recuperação maravilhosa, com um capacete de proteção, e ganhei um novo rosto.

O antes e depois é incrível. Tenho uma definição que nunca tive. Deu um embelezamento. Além de rejuvenescer uns 15 anos, hoje tenho uma definição de mandíbula e recebo mais elogios das pessoas do que já recebi na vida toda.

Aos 47 anos, ganhei uma nova definição de face e autoestima.

Nunca estive tão feliz com algo estético. Ele é um artista de face.

Nunca imaginei que pudesse ter uma cirurgia dessa como a das celebridades. Imaginava que seria inacessível no Brasil, mas o Dr. Thomas, além de referência, é uma benção que temos no Brasil. O top da medicina plástica no Brasil.

As enfermeiras vieram até minha casa, porque não consegui ir até a clínica, e ainda tive essa condição especial de receber as enfermeiras para tirar os pontos em casa.

Aqui, vale lembrar o seguinte: para realizar uma cirurgia facial, o paciente precisa estar em boas condições de saúde física e alinhar as expectativas emocionais com o cirurgião. Além de passar por avaliação médica, provavelmente o paciente terá de passar por exames laboratoriais de sangue.

Não é aconselhável o uso de remédios anticoagulantes antes da cirurgia, bebida e cigarro também devem estar fora da rotina do paciente antes do procedimento; além disso, 8 horas antes da cirurgia, é necessário fazer jejum absoluto.

Após a cirurgia, é comum que a região operada fique sensível e um pouco inchada, por isso recomendo tempo de repouso de 1 a 2 semana para voltar para uma vida normal e 1 mês para ter um bom resultado já visível. Nesse período, o cuidado deve ser redobrado para garantir uma cicatrização segura e uma recuperação adequada.

Por isso, preste atenção nas seguintes dicas:

- evite exposição ao sol, vento e friagem;
- evite coçar a região operada;
- não se deite de lado;
- quando for fazer compressas, use compressas frias não geladas;
- durma com dois travesseiros para manter a cabeça elevada;
- em caso de dúvida, marque o retorno ao médico.

Considerações finais

Cirurgias plásticas bem indicadas, com profissionais sérios, são procedimentos seguros e eficazes. Trazem bem-estar, melhoram a autoestima, mudam a perspectiva e a relação do paciente consigo e com o ambiente.

Todos os tipos de cirurgias devem ser avaliados para que possamos entender os riscos e os benefícios de cada uma delas. Como cirurgião plástico, acredito que existam benefícios que não estão visíveis apenas no rosto. Eles ficam estampados na alma do paciente que consegue em muitos casos fazer algo que tanto sonhava.

Acreditar que uma intervenção cirúrgica na face seja algo apenas estético é diminuir o sofrimento de um paciente que não consegue interagir com pessoas por causa de sua aparência física ou porque se sente mal com algo que pode ser consertado.

Os procedimentos estéticos têm sua indicação, mas a tendência é serem feitos com mais bom senso, em menor quantidade e de forma menos agressiva.

Temos de entender que todos os cuidados são fundamentais e, quando houver indicação, as cirurgias são bem-vindas, pois esse é um caminho crescente no mundo.

O que confirma isso é que os estudos publicados em plataformas e artigos no *The New York Times* afirmam que os procedimentos são vistos cada vez mais como uma arte. A técnica aplicada e os fundamentos são a base para todo o resultado, porém o resultado diferenciado e bom vem da experiência do cirurgião – em outras palavras, essa é uma parte artística do cirurgião de face. No reposicionamento da musculatura, é importante saber qual é o melhor vetor para fixá-la, onde melhor incisar a musculatura, para dar a melhor definição da mandíbula, a ressecção de pele e seu acabamento são exemplos desses detalhes.

Espero ter alcançado meu objetivo neste livro e, também, ter lhe proporcionado informações úteis que vão aconselhar e ajudar você não apenas a entender, mas também a escolher melhor os procedimentos indicados para você. Porque quanto mais você entender e estiver preparado para um desafio, melhor vai conseguir tomar as decisões certas, e isso inclui escolher as pessoas certas para acompanhar você e enfrentar os desafios, tornando mais feliz a realização de seu sonho.

MÉDICO TAMBÉM PRECISA DE CUIDADOS

Por Dra. Maria Aparecida Serafino

Sempre admirei o Dr. Benson e acho que ele é um profissional fora de série. Sou médica oftalmologista, tenho 54 anos e já fiz procedimentos estéticos anteriormente, porque, por volta dos 25 anos, tive um episódio de paralisia facial periférica, a qual me deixou com sequelas. Por volta dos 35, fiz um Lifting de correção que acreditei ter ficado bom, porém, não tinha o efeito da idade e estava assimétrico. E essa assimetria foi aumentando com o passar do tempo. Decidi operar.

Ficou excelente depois da cirurgia. Eu diria que ficou perfeito. Eu já tinha confiança nele por ter tido indicação de outras pessoas. Quando ele orientou o Deep Plane, fiz sem nenhuma dúvida. Minha satisfação é plena.

Apêndice

A seguir, temos um quadro com os produtos que podem ajudar nos cuidados rotineiros com sua pele, prolongando os efeitos dos procedimentos. Além disso, minha intenção é que você também entenda que os cuidados com a pele não precisam ser tão complicados.

- **Água Micelar:** hidratação e estímulo à formação de colágeno.

    Lembra do colágeno de que falamos no início do livro e está presente na pele? Existem formas de estimular a sua formação, e a água micelar é uma delas. Quando desenvolvemos esse produto, pensamos nas inúmeras clientes que se beneficiaram de um resultado duradouro e poderiam ajudar a si mesmas no dia a dia.

- **Sabonete em espuma:** refrescar, acalmar, hidratar e purificar.

    Quando falamos de pele, todo cuidado é pouco, e refrescar, acalmar, hidratar e purificar aquelas camadas que mencionamos lá no início do livro é algo fundamental.

- **Sérum para estímulo da formação de colágeno:** estímulo da formação de colágeno, elasticidade e firmeza da pele, auxilia no combate aos radicais livres.

É um sérum que contém em sua formulação ativos que imitam o próprio mecanismo do corpo humano para formação de colágeno significativamente; além de rejuvenescer e suavizar a pele, refina a aparência de poros, melhora a elasticidade e a textura da pele, dando firmeza. Além disso, também protege de danos induzidos pelos raios uv.

- **Sérum para preenchimento e prevenção de linhas finas.**

    Trata-se de um sérum antienvelhecimento que contém oito tipos de ácido hialurônico, realizando vários tipos de hidratação, superficial, interna e profunda. Forma uma película de hidratação que vai estimular, proteger, repor e reparar o colágeno com finalidade de promover firmeza e sustentação. Além disso, melhorar a pele, preenchendo as linhas finas, suavizando a textura da pele e deixando a pele rejuvenescida e macia.

Para os meus leitores, estou disponível neste link www.thomasbenson.com.br/contato para tirar dúvidas e repassar mais material sobre o rejuvenescimento facial. Quero também convidar para acessar meu site www.thomasbenson.com.br para ver mais informações.

ACOMPANHE O AUTOR
NAS REDES SOCIAIS

▶ **YouTube:** @dr.thomasbenson
◉ **Instagram:** @thomasbenson

Esta obra foi composta por Maquinaria Editorial na família tipográfica Didot LT Pro, Proxima Nova e FreightText Pro. Impresso em março de 2023.